李志玲 主编

儿童抗感染药物临床应用手册

Clinical Handbook of Anti-infective Agents for Children

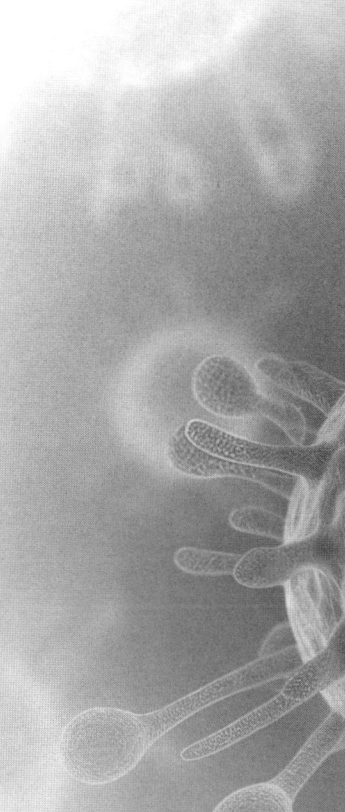

 上海科技教育出版社

图书在版编目(CIP)数据

儿童抗感染药物临床应用手册 / 李志玲主编.
上海：上海科技教育出版社，2025.9. -- ISBN 978-7
-5428-8398-8
Ⅰ. R720.5-62
中国国家版本馆 CIP 数据核字第 20251F5K06 号

责任编辑　姜国玉　蔡　婷
封面设计　杨　静

ERTONG KANGGANRANYAOWU LINCHUANG YINGYONGSHOUCE
儿童抗感染药物临床应用手册
李志玲　主编

出版发行	上海科技教育出版社有限公司 （上海市闵行区号景路 159 弄 A 座 8 楼　邮政编码 201101）
网　　址	www.sste.com　www.ewen.co
经　　销	各地新华书店
印　　刷	常熟市兴达印刷有限公司
开　　本	720×1000　1/16
印　　张	17.5
版　　次	2025 年 9 月第 1 版
印　　次	2025 年 9 月第 1 次印刷
书　　号	ISBN 978-7-5428-8398-8/R·495
定　　价	68.00 元

编写者名单

主　编　李志玲

副主编　蒋樾廉　赵　薇　于丽婷　沈安乐

编　者　顾莹芬　郝晨霞　何　丹　刘漫漫　陈鸿婷
　　　　黄诗颖　徐静涵　曹　靖　韩美芬

前　言

目前,感染性疾病依然是人类最常见的疾病之一,特别对于儿童人群,感染性疾病的发生率和威胁性高于成年人群。因此,正确诊断和治疗儿童感染性疾病,不仅对预后至关重要,也对防止耐药菌的生成及传播产生深远的影响。本手册的出版,对规范我国儿科临床抗感染药物的合理使用具有一定程度的指导意义。

本手册的内容较为全面,适于临床各科医师、临床药师和护理人员等专业人士参阅。主要内容包括:各系统器官感染性疾病的常见病原体、传播途径、诊断要点、首选和备选治疗方案、药品不良反应、预防用药、特殊患者抗感染药物治疗方案调整,以及抗感染药物临床应用时的注意事项等,并针对新生儿人群进行编写。本手册涉及的病原体有细菌、真菌、寄生虫和病毒等。

本手册有以下四个特点值得关注。① 提供了各类抗感染药物的药理学、药代动力学和药效学特性,指导临床用药更加安全、有效和有针对性。② 对于特殊患者的抗感染药物治疗方案,也给予了适合该儿童人群的治疗方案调整的推荐,例如,肝、肾功能损害患儿,接受血液透析或肾替代治疗时的用药等。③ 本手册主要以表格为主,各种检索方式的编排便于查阅和比对。对于手册中的英文,读者可在附录中查阅。为便于表格呈现,本手册采用以下特殊数字区间表达法:如 1~<2 岁中,<2 岁代表 2 岁以下(不包括 2 岁本身);>20~50 kg 中,>20 kg 代表 20 kg 以上(不包括 20 kg 本身),

等等。④ 本手册中有关耐药菌的内容,主要根据国外的数据而编制,与国内的疾病谱和诊疗方法不可避免地存在一定差异,读者使用本手册时必须与临床实际和国内的细菌耐药性数据相结合。

  本手册旨在为儿科专业人士提供一份科学、规范、实用的儿童抗感染治疗指南。全书依据当前医学领域的最新研究成果和权威指南,结合儿童的生理特点,系统阐述了常见感染性疾病的诊断、治疗及预防策略,特别强调合理使用抗感染药物的重要性。我们力求做到科学性、针对性和实用性。希望本手册能够成为读者在抗感染治疗中的"良师益友",为减少儿童感染性疾病的危害、促进儿童健康成长作出积极贡献。同时,我们也欢迎读者提出宝贵意见,以便本书不断完善。

全体编写人员
2025 年 6 月

目　录

第一章　临床抗微生物治疗的初始选择　/ 001

第二章　常见细菌感染药物敏感性和选择　/ 077

第三章　常见真菌感染的药物治疗　/ 082

第四章　常见病毒感染的药物治疗　/ 084

第五章　各种寄生虫感染的药物治疗　/ 101

第六章　儿童常用抗感染药物剂量　/ 127

第七章　肝功能减退抗感染药物的剂量调整　/ 147

第八章　肾功能减退抗感染药物的剂量调整　/ 153

第九章　肥胖儿童的抗感染药物治疗　/ 179

第十章　新生儿的抗感染药物治疗　/ 183

第十一章　抗感染药物的预防应用　／214

第十二章　抗感染药物的常见不良反应　／229

第十三章　抗感染药物临床应用药物相互作用　／232

第十四章　静脉常用抗感染药物配置浓度和给药时间　／261

附　　录　／267

第一章 临床抗微生物治疗的初始选择

皮肤和软组织感染的推荐治疗和注意事项(表1.1)。

表1.1 皮肤和软组织感染的推荐治疗和注意事项

临床诊断	推荐治疗	注意事项
淋巴结炎,急性细菌性 又称为化脓性淋巴结炎或淋巴结脓肿 [金黄色葡萄球菌,包括CA-MRSA和A族链球菌;亚急性考虑巴尔通体(如CSD)]	1. 苯唑西林或萘夫西林,IV,150 mg/(kg·d),q6 h; 头孢唑林,IV,100 mg/(kg·d),q8 h; 头孢氨苄,PO,50~75 mg/(kg·d),tid。 2. CA-MRSA: 克林霉素,IV或PO,30 mg/(kg·d),q8 h; 头孢洛林,<2月龄(胎龄至少34周,产后12日),IV,18 mg/(kg·d),输注超过30~60分钟,q8 h;2月龄~<2岁,IV,24 mg/(kg·d),q8 h;≥2岁,IV,36 mg/(kg·d),q8 h(单次最大剂量400 mg);>33 kg,IV,每次400 mg,q8 h或每次600 mg,q12 h; 万古霉素,IV,40 mg/(kg·d),q8 h; 达托霉素,1~<2岁,IV,10 mg/kg,输注超过60分钟,qd,疗程最长14日;2~6岁,IV,9 mg/kg,输注超过60分钟,qd,疗程最长14日;7~11岁,IV,7 mg/kg,输注超过30分钟,qd,疗程最长14日;12~17岁,IV,	1. 葡萄球菌或链球菌感染可能需要手术引流,而CSD通常不需要。 2. 葡萄球菌或链球菌感染引起的轻中度化脓性淋巴结炎引流术后,可能不需要使用抗生素。 3. 口服治疗:对于MSSA,可选用头孢氨苄、阿莫西林克拉维酸;对于CA-MRSA,可选用克林霉素、复方SMZ或利奈唑胺;对于A族链球菌,可选用阿莫西林或青霉素V。 4. 由于具有潜在的神经毒性,达托霉素应避免用于<1岁的婴儿。 5. 静脉+口服的总疗程为7~10日。 6. CSD:阿奇霉素的剂量与治疗链球菌性咽炎的常规推荐剂量相同。

(续表1.1)

临床诊断	推荐治疗	注意事项
	5 mg/kg,输注超过30分钟,qd,疗程最长14日。 3. 巴尔通体:阿奇霉素12 mg/kg(最大剂量500 mg),qd,连续5日。	
淋巴结炎,非结核性(非典型)分枝杆菌	1. 切除通常可治愈。 2. 如果敏感,可用阿奇霉素或克拉霉素,PO,疗程6~12周(合用或不合用利福平或乙胺丁醇)。	1. 抗生素的药敏结果差异很大;应进行细菌培养来指导治疗;切除感染部位的有效率>97%;药物治疗的有效率为60%~70%;目前尚无可靠的试验结果。 2. 对于耐药性较强的微生物,其他抗生素可能是有效的,包括复方SMZ、氟喹诺酮类、多西环素,或用于胃肠外治疗的阿米卡星、美罗培南或头孢西丁。
淋巴结炎,结核性(结核分枝杆菌和牛分枝杆菌)	1. 异烟肼,PO或IV,10~15 mg/(kg·d)(最大剂量300 mg),qd,疗程6个月+利福平,PO或IV,10~20 mg/(kg·d)(最大剂量600 mg),qd,疗程6个月+前2个月,吡嗪酰胺,PO,20~40 mg/(kg·d),qd。 2. 如怀疑有多药耐药,加用乙胺丁醇,PO,20 mg/(kg·d),qd。	1. 微生物是可治疗的,通常不选择手术切除。 2. 由牛分枝杆菌引起的淋巴结炎(食用未经巴氏杀菌的乳制品)对吡嗪酰胺天然耐药;如果对异烟肼和利福平敏感,可选用乙胺丁醇和吡嗪酰胺两种药物联合治疗,疗程9~12个月。 3. 无禁忌证者,可进行结节穿刺进行诊断。
炭疽,皮肤	经验疗法(不论年龄): 环丙沙星,PO,20~30 mg/(kg·d),bid; 或多西环素,PO,4.4 mg/(kg·d)(最大剂量200 mg),bid。	1. 如敏感,可服用阿莫西林或克林霉素。 2. 环丙沙星和左氧氟沙星已获FDA批准用于>6月龄的儿童吸入性炭疽,对皮肤感染也有效。

(续表1.1)

临床诊断	推荐治疗	注意事项
咬伤,猫和狗 (多杀巴斯德菌;金黄色葡萄球菌,包括CA-MRSA;链球菌,厌氧菌;犬咬二氧化碳嗜纤维菌,尤其在无脾宿主中)	1. 阿莫西林克拉维酸,PO,45 mg/(kg·d),tid,疗程5~10日。 2. 对于住院儿童,使用氨苄西林+克林霉素或头孢曲松+克林霉素。	1. 阿莫西林克拉维酸具有良好的巴氏杆菌、MSSA和厌氧菌覆盖率,但对MRSA无效。 2. 氨苄西林(或阿莫西林)+克林霉素具有良好的巴氏杆菌、MSSA、MRSA和厌氧菌覆盖率。 3. IV治疗:头孢洛林可覆盖巴氏杆菌、MSSA和MRSA,但不能覆盖脆弱拟杆菌等厌氧菌。 4. 氨苄西林舒巴坦、美罗培南和哌拉西林他唑巴坦不能覆盖MRSA。 5. 考虑狂犬病的可能,尽量观察动物10日,可以使用破伤风疫苗预防。 6. 如青霉素过敏,可使用环丙沙星(用于巴氏杆菌)+克林霉素;多西环素可覆盖巴氏杆菌。
咬伤,人 (啮蚀艾肯菌;金黄色葡萄球菌,包括CA-MRSA;链球菌,厌氧菌)	1. 阿莫西林克拉维酸,PO,45 mg/(kg·d),tid(阿莫西林克拉维酸7:1制剂),疗程5~10日。 2. 对于住院儿童,使用氨苄西林+克林霉素或头孢曲松+克林霉素。	1. 人类咬伤的感染率非常高(不要常规闭合开放性伤口)。 2. 阿莫西林克拉维酸能很好地覆盖艾肯菌、MSSA和厌氧菌,但不覆盖MRSA。 3. 氨苄西林舒巴坦和美罗培南不覆盖MRSA。 4. 如青霉素过敏,可使用莫西沙星。
大疱性脓疱疮 (通常是金黄色葡萄球菌,包括CA-MRSA)	1. 标准治疗:头孢氨苄,PO,50~75 mg/(kg·d),tid;阿莫西林克拉维酸,PO,45 mg/(kg·d),tid。 2. CA-MRSA:克林霉素,PO,30 mg/(kg·d),tid或复	如果轻微感染,可用莫匹罗星或瑞他莫林软膏进行局部治疗。

(续表1.1)

临床诊断	推荐治疗	注意事项
	方SMZ,PO,8 mg/(kg·d)(以TMP计),bid,疗程5~7日。	
蜂窝织炎,病因不明 (通常为金黄色葡萄球菌,包括CA-MRSA,或A族链球菌)	1. 非面部蜂窝织炎的静脉经验性治疗。 （1）标准治疗:苯唑西林或萘夫西林,IV,150 mg/(kg·d),q6 h;或头孢唑林,IV,100 mg/(kg·d),q8 h。 （2）CA-MRSA:克林霉素,IV,30 mg/(kg·d),q8 h。 头孢洛林,2月龄~<2岁,IV,24 mg/(kg·d),q8 h;≥2岁,IV,36 mg/(kg·d),q8 h(单次最大剂量400 mg);>33 kg,IV,每次400 mg,q8 h或IV,每次600 mg,q12 h。 万古霉素,IV,40 mg/(kg·d),q8 h。 达托霉素,1~<2岁,IV,10 mg/kg,输注超过60分钟,qd,疗程最长14日;2~6岁,IV,9 mg/kg,输注超过60分钟,qd,疗程最长14日;7~11岁,IV,7 mg/kg,输注超过30分钟,qd,疗程最长14日;12~17岁,IV,5 mg/kg,输注超过30分钟,qd,疗程最长14日。 2. 对于MSSA的口服治疗:头孢氨苄或阿莫西林克拉维酸,PO,45 mg/kg,tid。 3. 对于CA-MRSA的口服治疗:克林霉素、复方SMZ或利奈唑胺。	1. 对于眶周或颊部蜂窝织炎,未免疫婴儿也要考虑:肺炎链球菌或B型流感嗜血杆菌;年龄大一点的儿童发生严重鼻窦炎时可出现眼窝周围肿胀,类似蜂窝织炎。 2. 静脉+口服的总疗程为7~10日。 3. 因为非化脓性蜂窝织炎常由A族链球菌引起,所以单用头孢氨苄通常有效。在成人中,一项非化脓性蜂窝织炎的前瞻性随机研究未显示,与头孢氨苄单药治疗相比,联合复方SMZ治疗可改善结局。

(续表1.1)

临床诊断	推荐治疗	注意事项
蜂窝织炎,颊部 (未免疫的婴儿和学龄前儿童为B型流感嗜血杆菌)	头孢曲松,IV或IM,50 mg/(kg·d),q24 h,在转换为口服前进行2~7日静脉治疗。	1. 需要排除脑膜炎(可能需要更大的剂量)。 2. 如青霉素过敏,左氧氟沙星(IV或PO)可覆盖病原体,但暂无可用的临床数据。 3. 口服疗法:如果β-内酰胺酶阴性,则使用阿莫西林;如果β-内酰胺酶阳性,则使用阿莫西林克拉维酸或口服第二、第三代头孢菌素。
蜂窝织炎,丹毒 (链球菌)	初始治疗:青霉素G,IV,10万~20万U/(kg·d),q4~6 h;后续给予青霉素V,PO,100 mg/(kg·d),qid或阿莫西林,PO,50 mg/(kg·d),tid,疗程10日。	克林霉素和大环内酯类对大多数A族链球菌菌株也有效。
脓疱病 (金黄色葡萄球菌,包括CA-MRSA;偶有A族链球菌)	1. 莫匹罗星或瑞他莫林软膏局部给药,tid。 2. 对于更广泛的病变,口服标准治疗方案。 头孢氨苄,PO,50~75 mg/(kg·d),tid; 阿莫西林克拉维酸,PO,45 mg/(kg·d),tid。 3. CA-MRSA:克林霉素,PO,30 mg/(kg·d),tid或复方SMZ,PO,8 mg/(kg·d)(以TMP计),bid,疗程5~7日。	杆菌肽软膏疗效劣于头孢氨苄和莫匹罗星。
路德维希咽峡炎 (混合口腔需氧菌或厌氧菌)	青霉素G,IV,20万~25万U/(kg·d),q6 h和克林霉素,IV,40 mg/(kg·d),q8 h。	1. 备选方案:头孢曲松+克林霉素。 2. 如果还怀疑为革兰阴性需氧杆菌感染,则考虑使用美罗培南、亚胺培南或哌拉西林他唑巴坦。 3. 炎性水肿导致呼吸道阻塞的风险高。

(续表 1.1)

临床诊断	推荐治疗	注意事项
淋巴管炎 （通常为 A 族链球菌）	初始治疗:青霉素 G,IV,20 万 U/(kg·d),q6 h;后续给予青霉素 V,PO,100 mg/(kg·d),qid,或阿莫西林,PO,50 mg/(kg·d),tid,疗程 10 日。	1. 头孢唑林,IV,(用于 A 族链球菌或 MSSA)或克林霉素,IV,(用于 A 族链球菌、大多数 MSSA 和 MRSA)。 2. 对于轻症,可用青霉素 V,PO,50 mg/(kg·d),qid,疗程 10 日。 3. 有报道称,致病菌少见金黄色葡萄球菌。
化脓性肌炎 （金黄色葡萄球菌,包括 CA-MRSA）	1. 标准治疗:苯唑西林或萘夫西林,IV,150 mg/(kg·d),q6 h 或头孢唑林,IV,100 mg/(kg·d),q8 h。 2. CA-MRSA。克林霉素,IV,40 mg/(kg·d),q8 h。 头孢洛林,2 月龄~<2 岁,IV,24 mg/(kg·d),q8 h;≥2 岁,IV,36 mg/(kg·d),q8 h(单次最大剂量 400 mg);>33 kg,IV,每次 400 mg,q8 h 或 IV,每次 600 mg,q12 h。 万古霉素,IV,40 mg/(kg·d),q8 h。 达托霉素,1~<2 岁,IV,10 mg/kg,输注超过 60 分钟,qd,疗程最长 14 日;2~6 岁,IV,9 mg/kg,输注超过 60 分钟,qd,疗程最长 14 日;7~11 岁,IV,7 mg/kg,输注超过 30 分钟,qd,疗程最长 14 日;12~17 岁,IV,5 mg/kg,输注超过 30 分钟,qd,疗程最长 14 日。	1. 手术清创通常是必要的。 2. 对于播散性 MRSA 感染,可能需要积极地紧急清创;使用克林霉素,以减少毒素的产生;考虑静脉丙种球蛋白中和细菌毒素,以治疗危及生命的疾病;在治疗期间,CA-MRSA 可能会引起脓肿。 3. 与潘顿-瓦伦丁白细胞(Panton-Valentine)杀白细胞素高度相关。

(续表 1.1)

临床诊断	推荐治疗	注意事项
坏死性筋膜炎 [病原体因儿童的年龄和感染部位而异。单一病原体：A族链球菌、梭菌属、金黄色葡萄球菌（包括 CA-MRSA）、铜绿假单胞菌、弧菌属、气单胞菌属。多种病原体，混合需氧或厌氧型筋膜炎：上述任何微生物，加上革兰阴性杆菌，加上拟杆菌属和其他厌氧菌。]	1. 经验治疗。 头孢他啶，IV，150 mg/(kg·d)，q8 h；或头孢吡肟，IV，150 mg/(kg·d)，q8 h；联合克林霉素，IV，40 mg/(kg·d)，q8 h。 美罗培南，IV，60 mg/(kg·d)，q8 h。 哌拉西林他唑巴坦，IV，400 mg/(kg·d)（以哌拉西林计），q6 h。 2. 在等待培养结果期间，如果怀疑 CA-MRSA 感染，可添加使用万古霉素或头孢洛林。 3. A族链球菌：青霉素 G，IV，20万~25万 U/(kg·d)，q6 h+克林霉素，IV，40 mg/(kg·d)，q8 h。 4. 需氧、厌氧或革兰阴性混合菌：美罗培南或哌拉西林他唑巴坦+克林霉素。	1. 积极急诊，伤口清创。 2. 在治疗的最初几天，加用克林霉素，以抑制毒素的合成。 3. 如果鉴定出 CA-MRSA 且对克林霉素敏感，则不需要增加万古霉素。 4. 考虑静脉注射丙种球蛋白中和细菌毒素治疗危及生命的疾病。 5. 高压氧治疗的价值尚未确定。 6. 根据培养结果确定抗感染治疗方案。
脓皮病，皮肤脓肿 （金黄色葡萄球菌，包括 CA-MRSA；A族链球菌）	1. 标准治疗：头孢氨苄，PO，50~75 mg/(kg·d)，tid；阿莫西林克拉维酸，PO，45 mg/(kg·d)，tid。 2. CA-MRSA：克林霉素，PO，30 mg/(kg·d)，tid；复方SMZ，PO，8 mg/(kg·d)（以 TMP 计），bid。	1. 有指征时可以引流，严重时可以选择静脉给药。 2. 为预防复发性 CA-MRSA 感染，每周使用 2 次消毒剂浴（每满浴缸用 1/2 杯消毒剂）；也可以每日或隔日用氯己定肥皂洗澡；用莫匹罗星去定植可能也是有帮助的。
鼠咬热 （念珠状链杆菌，小螺菌）	1. 青霉素 G，IV，10万~20万 U/(kg·d)，q6 h，疗程 7~10 日。	1. 病原菌是啮齿类动物正常的口腔菌群，甚至不需要被咬就会感染。

(续表1.1)

临床诊断	推荐治疗	注意事项
	2. 心内膜炎,应加用庆大霉素,疗程4~6周。 3. 轻症,可口服阿莫西林克拉维酸。	2. 心内膜炎发生率高。 3. 替代方案:多西环素;第二、第三头孢菌素。
葡萄球菌烫伤样皮肤综合征	1. 标准治疗:苯唑西林,IV,150 mg/(kg·d),q6 h;或头孢唑林,IV,100 mg/(kg·d),q8 h。 2. CA-MRSA。克林霉素,IV,30 mg/(kg·d),q8 h。头孢洛林,<2月龄(至少胎龄34周,产后12日),IV,18 mg/(kg·d),输注超过30~60分钟,q8 h;2月龄~<2岁,IV,24 mg/(kg·d),q8 h;≥2岁,IV,36 mg/(kg·d),q8 h(单次最大剂量400 mg);>33 kg,IV,每次400 mg,q8 h或每次600 mg,q12 h;万古霉素,IV,40 mg/(kg·d),q8 h。 达托霉素,1~<2岁,IV,10 mg/kg,输注超过60分钟,qd,疗程最长14日;2~6岁,IV,9 mg/kg,输注超过60分钟,qd,疗程最长14日;7~11岁,IV,7 mg/kg,输注超过30分钟,qd,疗程最长14日;12~17岁,IV,5 mg/kg,输注超过30分钟,qd,疗程最长14日。	1. 局部治疗可用冷盐水湿敷。 2. 尽量少用黏合剂、止血带、加压装置和胶带。 3. 小面积糜烂,频繁涂抹凡士林即可;大面积糜烂,可用非粘连性敷料保护。 4. 不应单独全身使用糖皮质激素。

气性坏疽(见坏死性筋膜炎)

不同骨骼系统感染的推荐治疗和注意事项(表1.2)。

表1.2 骨骼系统感染的推荐治疗和注意事项

临床诊断	推荐治疗	注意事项
关节炎、细菌	当临床改善，CRP下降时，适当地改用大剂量口服治疗。	
（新生儿参见第十章） 婴儿（金格杆菌，现在公认为最常见的病原体；金黄色葡萄球菌，包括CA-MRSA；A族链球菌） 儿童（金黄色葡萄球菌，包括CA-MRSA；A族链球菌；金格杆菌） 未接种疫苗或免疫功能低下的儿童：肺炎链球菌、B型流感嗜血杆菌 关于莱姆病和布鲁菌病，见表1.12 其他系统感染	1. 经验疗法：在MRSA感染率小于10%的地区，使用头孢唑林[IV,100 mg/(kg·d),tid]。为了覆盖CA-MRSA，可加用克林霉素[IV,30 mg/(kg·d),tid]；如果克林霉素局部耐药10%，则使用万古霉素。头孢洛林可用于MSSA、MRSA、金氏菌。 2. 关于地塞米松辅助治疗的讨论见注意事项。 3. CA-MRSA：克林霉素[IV,30 mg/(kg·d),tid]或头孢洛林[2月龄~<2岁,IV,24 mg/(kg·d),tid；≥2岁,IV,36 mg/(kg·d),tid(单次最大剂量400 mg)；>33 kg,IV,每剂400 mg,tid或IV,每剂600 mg,bid]或万古霉素[IV,40 mg/(kg·d),tid]。 4. 对于MSSA：苯唑西林或萘夫西林[IV,150 mg/(kg·d),qid]或头孢唑林[IV,100 mg/(kg·d),tid]。 5. 金氏菌：头孢唑林[IV,100 mg/(kg·d),tid]或氨苄西林[IV,150 mg/(kg·d),qid]或头孢曲松[IV或IM,50 mg/(kg·d),qd]。 6. 对于青霉素敏感的肺炎链球菌或A族链球菌：青霉素G[IV,20万U/(kg·d),q6h]。 7. 对于肺炎链球菌或血友病：头孢曲松[IV或IM,50~75 mg/(kg·d),qd]。 8. 总疗程（IV+PO）14~21日。	1. 地塞米松辅助治疗（每剂0.15 mg/kg,q6h,疗程4日），在一定程度上可以显著减轻症状并使患者尽快出院，但有一些"反弹"症状。 2. 注意：患有风湿病，感染后，真菌、分枝杆菌感染或恶性肿瘤的儿童，虽然抗生素无效，但类固醇治疗可能可以改善。 3. 口服抗感染治疗方案。 CA-MRSA：克林霉素或利奈唑胺。关于TMP-SMZ治疗侵袭性MRSA感染的数据很少。 MSSA：头孢氨苄或双氯西林钠适用于年龄较大的儿童。 金氏菌：大多数青霉素或头孢菌素，但不包括克林霉素或利奈唑胺。

(续表1.2)

临床诊断	推荐治疗	注意事项
淋球菌性关节炎或腱鞘炎	头孢曲松(IV 或 IM,50 mg/kg,qd,疗程 7 日)和阿奇霉素(PO,20 mg/kg,qd),或单独使用头孢曲松治疗。	来自成人研究(主要是男男性行为者)的最新数据表明,阿奇霉素耐药性增加,因此建议在成人治疗中停用阿奇霉素,同时增加头孢曲松的剂量。然而,儿童阿奇霉素耐药率可能仍然很低,因此,根据 2015 年 CDC 发布的《性传播感染治疗指南》的基本原理,继续推荐联合治疗。头孢克肟[PO,8 mg/(kg·d)]作为单次日剂量,可能由于增加耐药性而无效。头孢曲松(IV 或 IM)优于头孢克肟(PO)。
其他细菌	首选抗生素见第二章。	
骨髓炎	当临床改善后,逐步降级到适当的大剂量口服治疗。	
新生儿(参见第十章) 婴幼儿急性感染(通常为金黄色葡萄球菌,包括 CA-MRSA;A 族链球菌;金氏菌)	1. 经验疗法: 在 MRSA 感染率小于 10% 的地区,使用头孢唑林[IV,100 mg/(kg·d),q8 h]。为了覆盖 CA-MRSA,可加用克林霉素[IV,30 mg/(kg·d),q8 h];如果当地克林霉素耐药率大于 10%,则使用万古霉素。CA-MRSA:克林霉素[IV,30 mg/(kg·d),q8 h]或万古霉素[IV,40 mg/(kg·d),q8 h](BⅡ),或头孢洛林[2 月龄~<2 岁,IV,24 mg/(kg·d),q8 h;≥2 岁,IV,36 mg/(kg·d),q8 h(单次最大剂量 400 mg);>33 kg,IV,每剂 400 mg,q8 h 或 IV,每剂 600 mg,q12 h]。	1. 对继发外伤开放性骨折的儿童,加用头孢他啶或头孢吡肟增强需氧革兰阴性杆菌活性。 2. 金氏菌对克林霉素、万古霉素和利奈唑胺耐药。 3. 在一些地区,MRSA 在小儿骨髓炎中的比例正在下降。 4. 对于 MSSA 和金氏菌,序贯口服治疗头孢氨苄[PO,100 mg/(kg·d)]。金氏菌通常对阿莫西林敏感。 5. CA-MRSA 的口服抗感染治疗方案包括克林霉

(续表1.2)

临床诊断	推荐治疗	注意事项
	2. MSSA：苯唑西林或萘夫西林[IV,150 mg/(kg·d),q6h]或头孢唑林[IV,100 mg/(kg·d),q8h]。 3. 金氏菌：头孢唑林[IV,100 mg/(kg·d),q8h]或氨苄西林[IV,150 mg/(kg·d),q6h]或头孢曲松[IV或IM,50 mg/(kg·d),qd]。 4. 对于MSSA，总疗程(IV+PO)通常为4~6周。治疗结束时，ESR正常，X线摄片记录愈合。对于轻度感染，疗程可能短至3周。CA-MRSA可能需要超过4~6周。 5. 密切关注经验性治疗的临床反应。	素和利奈唑胺，但没有足够的数据支持TMP-SMZ。 6. 生物膜可能妨碍微生物的清除，需要增加利福平或其他药物的剂量。 7. 没有关于在手术感染部位使用抗生素的前瞻性对照数据。
急性，其他生物体	首选抗生素见第二章。	
慢性(葡萄球菌)，不要与慢性非细菌性骨髓炎或慢性复发性多灶性骨髓炎混淆，后者是自身炎症性疾病	1. MSSA：头孢氨苄[PO,100 mg/(kg·d)]或双氯西林[PO,75~100 mg/(kg·d)]，疗程3~6个月或更长时间)。 2. CA-MRSA：克林霉素或利奈唑胺。	1. 治疗通常需要手术清除骨骺。对于葡萄球菌引起的假体关节感染，加用利福平。 2. 与异物(如脊柱棒、假体、植入导尿管)相关的骨髓炎，如果不取出异物可能难以治愈，但如果手术风险高，则可以进行长期抑制，直到感染骨愈合稳定。 3. 观察高剂量长期治疗的β-内酰胺导致相关中性粒细胞减少症和长期(2周)治疗的利奈唑胺导致相关中性粒细胞减少症或血小板减少症。

(续表1.2)

临床诊断	推荐治疗	注意事项
脚部骨髓炎(刺穿伤口后的骨软骨炎)铜绿假单胞菌(偶有金黄色葡萄球菌,包括CA-MRSA)	头孢吡肟,IV,150 mg/(kg·d),q8 h; 美罗培南,IV,60 mg/(kg·d),q8 h; 头孢他啶,IV,150 mg/(kg·d),q8 h; 妥布霉素,IM,6~7.5 mg/(kg·d),q8 h; 如果怀疑是 MRSA,添加万古霉素或头孢洛林或克林霉素,等待培养结果。	1. 除假单胞菌,头孢吡肟和美罗培南还覆盖 MSSA。假单胞菌需要彻底的手术清创,至少20%的儿童需要第二次引流术;康复治疗过程中可口服环丙沙星。 2. 疗程为术后7~10日。

注:CA-MRSA在世界上大多数地区流行,流行病学数据表明,MRSA感染在骨骼中比在皮肤中更少见。当怀疑是CA-MRSA时,应根据经验性采取相应的抗生素治疗,β-内酰胺类抗生素(如头孢氨苄)治疗MSSA的效果优于克林霉素。在过去几年中,MRSA对克林霉素的耐药性在某些地区增加到40%,但在其他地区稳定在5%,尽管这种增加可能是因为人为报道变化。许多实验室现报道所有克林霉素敏感,但D-试验阳性的菌株都具有耐药性。在使用克林霉素进行经验性治疗之前,应参考当地对金黄色葡萄球菌的敏感性数据。对于MSSA,苯唑西林或萘夫西林被认为是等效药物。首部PIDS和IDSA细菌性骨髓炎指南于2021年9月在儿科传染病学会杂志(*Journal of the Pediatric Infectious Diseases Society*)上发表。

不同眼部感染的推荐治疗和注意事项(表1.3)。

表1.3 眼部感染的推荐治疗和注意事项

临床诊断	推荐治疗	注意事项
眶蜂窝织炎[眼眶内容物蜂窝织炎,可能伴有眼眶脓肿,通常继发于鼻窦感染,由呼吸道菌群和金黄色葡萄球菌(包括CA-MRSA)引起]	1. 头孢曲松:50 mg/kg,qd;克林霉素,IV,30 mg/(kg·d),q8 h(用于金黄色葡萄球菌,包括CA-MRSA); 头孢洛林:2月龄~<2岁,IV,24 mg/(kg·d),q8 h; ≥2岁,36 mg/(kg·d),q8 h(单次最大剂量400 mg),>33 kg,400 mg,q8 h或600 mg,q12 h。	1. 眼眶或骨膜下脓肿如经CT或MRI检查,需行手术引流。小脓肿可尝试单独药物治疗。 2. 疗程为手术引流后10~14日,最长可达21日。CT扫描或MRI确认是否治愈。

(续表 1.3)

临床诊断	推荐治疗	注意事项
	万古霉素,IV,40 mg/(kg·d),q8 h。 2. 如果分离出 MSSA,则使用苯唑西林或萘氟西林(IV)或头孢唑林(IV)。	
眶周蜂窝织炎(眶前蜂窝织炎)		眼眶周围组织呈嫩嫩的蜂窝织炎。眼眶周围水肿与鼻窦炎看起来相同,但并不引起触痛。
与皮肤侵入部位病变相关的蜂窝织炎(金黄色葡萄球菌,包括 CA-MRSA;A 族链球菌)	1. 苯唑西林或萘氟西林,IV,150 mg/(kg·d),qid;头孢唑林,IV,100 mg/(kg·d),q8 h。 2. CA-MRSA: 克林霉素,IV,30 mg/(kg·d),tid; 头孢洛林,IV,2 月龄~<2 岁,24 mg/(kg·d),tid; ≥2 岁,36 mg/(kg·d),tid(单次最大剂量 400 mg); >33 kg,400 mg,tid 或 600 mg,bid。	1. 口服抗葡萄球菌抗生素(如克林霉素)用于较轻感染的经验性治疗。 2. 疗程为 7~10 日。
蜂窝织炎,无相关的侵入部位(发热、未接种疫苗的婴儿):肺炎链球菌或 B 型流感嗜血杆菌	头孢曲松,IV,50 mg/(kg·d),qd; 头孢呋辛,IV,150 mg/(kg·d),tid。	1. 疗程为 7~10 日。 2. 如果有流感嗜血杆菌,需排除脑膜炎。 3. β-内酰胺酶阳性流感嗜血杆菌菌株的治疗药物包括:其他第二、第三、第四或第五代头孢菌素,阿莫西林克拉维酸。
眼眶周围水肿,非蜂窝织炎;无触痛性红斑性肿胀(通常与鼻窦炎有关;鼻窦病原菌很少会侵蚀前部,引起蜂窝织炎)	1. 头孢曲松,IV,50 mg/(kg·d),qd; 头孢呋辛,IV,150 mg/(kg·d),tid。 2. 对于疑似金黄色葡萄球菌,包括 CA-MRSA,可以用头孢洛林代替头孢曲松。	1. 恢复期口服抗生素治疗见表 1.4 中的急性鼻窦炎。 2. 总疗程为 14~21 日或症状消除后 7 日。

(续表1.3)

临床诊断	推荐治疗	注意事项
	3. 对于慢性鼻窦炎,将克林霉素(覆盖厌氧菌)添加到头孢曲松或头孢洛林中。	
急性结膜炎(主要是嗜血杆菌和肺炎链球菌)	1. 多黏菌素甲氧苄啶眼药水,疗程7~10日。多黏菌素杆菌肽眼药水,疗程7~10日。环丙沙星眼药水,疗程7~10日。 2. 新生儿感染见第十章。 3. 仅在排除单纯疱疹的情况下使用类固醇治疗。	1. 其他外用抗生素(如庆大霉素、妥布霉素、红霉素、贝西沙星、莫西沙星、诺氟沙星、氧氟沙星、左氧氟沙星)可能对特定病原体具有优势。 2. 对磺胺醋酰耐药率高。
疱疹性结膜炎(可能与角膜炎有关)	1. 1%三氟吡啶。 2. 0.15%更昔洛韦凝胶和阿昔洛韦[PO,80 mg/(kg·d),qid,最大日剂量3200 mg/d]。 3. 伐昔洛韦[PO,60 mg/(kg·d),tid]比口服阿昔洛韦具有更好的药代动力学,可以考虑用于全身治疗。如果病情严重,也可以考虑静脉注射阿昔洛韦。	1. 咨询眼科医生进行评估和处理,例如,在某些情况下同时使用局部类固醇。 2. 常见复发,可能形成角膜瘢痕。 3. 长期预防(≥1年),口服阿昔洛韦[PO,80 mg/(kg·d),tid,每剂最大剂量800 mg],可抑制复发性感染。
泪囊炎(最常见的是金黄色葡萄球菌和其他皮肤菌群)	1. 通常不需要抗生素。根据革兰染色和脓液培养,对症状较重的感染给予口服抗生素治疗。 2. 可参考治疗局部结膜炎的方案。	1. 热敷。 2. 如果需要,可考虑手术探查鼻泪管。

不同耳和鼻窦部感染的推荐治疗和注意事项(表1.4)。

表1.4 耳和鼻窦部感染的推荐治疗和注意事项

临床分类	临床诊断	推荐治疗	注意事项
	大疱性鼓膜炎（见本表后的急性中耳炎）	一般认为是急性细菌性中耳炎的临床表现。	
	急性乳突炎[常见为肺炎链球菌（13价肺炎疫苗接种后逐步下降）、金黄色葡萄球菌（包括CA-MRSA）、A族链球菌；青少年中铜绿假单胞菌增高，流感嗜血杆菌较少见]	1. 头孢曲松[IV，50 mg/(kg·d)，q24 h]+克林霉素[IV，40 mg/(kg·d)，q8 h]。 2. 青少年：头孢吡肟[IV，150 mg/(kg·d)，q8 h]+克林霉素[IV，40 mg/(kg·d)，q8 h]。	1. 排除并发症：脑膜炎、骨髓炎。 2. 根据需要，决定是否行乳突和中耳引流手术。 3. 临床改善后，根据培养结果选择合适的口服治疗药物。 4. 疗程尚不明确。
	慢性乳突炎[参见本表慢性化脓性中耳炎，常见厌氧菌、铜绿假单胞菌、金黄色葡萄球菌（包括CA-MRSA）]	1. 通常无须静脉抗生素，仅用于急性复发性感染（根据引流培养结果选择药物）。 2. 铜绿假单胞菌：头孢吡肟，IV，150 mg/(kg·d)，q8 h。 3. 覆盖厌氧菌替代方案：美罗培南，IV，60 mg/(kg·d)，q8 h；哌拉西林他唑巴坦，IV，240 mg/(kg·d)（以哌拉西林计），q4~6 h。	1. 注意每日清洗耳道。 2. 如果对抗生素治疗无效，需手术治疗。 3. 对CA-MRSA感染需提高警惕。
	慢性化脓性中耳炎[常见铜绿假单胞菌、金黄色葡萄球菌（CA-MRSA），以及其他呼吸道或皮肤菌群]	1. 外用抗生素：氟喹诺酮类（环丙沙星或氧氟沙星）±糖皮质激素。 2. 清洗耳道、检查鼓膜，使之通畅。 3. 耳引流物培养。	注意避免使用氨基糖苷类药物（具有耳毒性）。

(续表1.4)

临床分类	临床诊断	推荐治疗	注意事项
外耳炎	细菌性恶性外耳炎（铜绿假单胞菌为主）	头孢吡肟，IV，150 mg/(kg·d)，q8 h。	1. 其他抗假单胞菌类抗生素也有效（IV）：头孢他啶、妥布霉素、美罗培南、亚胺培南、哌拉西林他唑巴坦。 2. 对于轻症感染，可选用环丙沙星，PO。
	细菌性"游泳耳"[常见铜绿假单胞菌、金黄色葡萄球菌（CA-MRSA）]	1. 外用抗生素：氟喹诺酮类（环丙沙星或氧氟沙星）+糖皮质激素、新霉素、多黏菌素B或氢化可的松。 2. 清洁外耳道十分重要。	预防或减少复发：游泳后滴2%醋酸溶液，保持pH<7。
	外耳道疖	1. 标准方案： 苯唑西林，IV，150 mg/(kg·d)，q6 h； 头孢唑林，IV，100 mg/(kg·d)，q8 h。 2. CA-MRSA：克林霉素、万古霉素、头孢洛林。	1. 切开引流。 2. 蜂窝织炎需使用抗生素。 3. 轻症感染，可采用口服治疗。MSSA：头孢氨苄。 4. CA-MRSA：克林霉素、TMP或SMZ、利奈唑胺。
	念珠菌	氟康唑，PO，6~12 mg/(kg·d)，qd，疗程5~7日。	1. 可能发生于抗生素治疗细菌性外耳炎后。 2. 注意清创及保持耳部干燥清洁。
急性中耳炎（AOM）	新生儿见第十章 婴儿和儿童（常见肺炎链球菌、非B型流感嗜血杆菌、莫拉菌）	1. 阿莫西林克拉维酸：PO，90 mg/(kg·d)（以阿莫西林计），bid。 2. 阿莫西林仍然是经验性治疗药物，但可	1. 使用剂量参见第六章。 2. 目前的数据表明，在肺炎球菌结合疫苗（PCV）接种后，流感嗜血杆菌是目前最

(续表1.4)

临床分类	临床诊断	推荐治疗	注意事项
		能由于产β-内酰胺酶的嗜血杆菌(或莫拉菌)导致治疗失败。 (1) 对于β-内酰胺酶阳性的嗜血杆菌,下列口服抗生素的体外活性优于阿莫西林:阿莫西林克拉维酸、头孢地尼、头孢泊肟、头孢呋辛、头孢曲松,左氧氟沙星。 (2) 对于青霉素耐药的肺炎链球菌(在PCV13接种时代不太常见):高剂量阿莫西林比口服头孢菌素可获得更高的中耳活性。 治疗方案: 头孢曲松,IV或IM,50 mg/(kg·d),q24 h,疗程1~3日; 左氧氟沙星,≤5岁,PO,20 mg/(kg·d),bid;>5岁,PO,10 mg/(kg·d),qd; 大环内酯类抗生素,如阿奇霉素(3种方案):①第1日10 mg/kg,qd,第2~5日,5 mg/kg,qd;②10 mg/(kg·d),连续3日;③30 mg/kg,单次。 注意:超过40%的肺炎链球菌对大环内酯类耐药。	常见的病原体,因此建议将经验治疗从阿莫西林转为阿莫西林克拉维酸。 3. 已发表的研究数据表明,在PCV接种时代的肺炎链球菌中出现了新的但罕见的青霉素耐药性,提示高剂量阿莫西林[90 mg/(kg·d)]仍然是经验性治疗的首选,尽管肺炎链球菌的总体敏感性仍远高于PCV接种时代前;使用每次45 mg/kg的阿莫西林可获得较高的血清和中耳液浓度,结合在中耳液中的半衰期较长,因此可以在中耳治疗中使用bid的频次;高剂量阿莫西林[90 mg/(kg·d)]或克拉维酸也可以使用。如果之后公布的数据表明细菌对阿莫西林的耐药性较低,可再次推荐标准剂量[45 mg/(kg·d)]。 4. 二线治疗失败的儿童应进行鼓膜穿刺术。

(续表1.4)

临床分类	临床诊断	推荐治疗	注意事项
	急性鼻窦炎(非B型流感嗜血杆菌、肺炎链球菌、A族链球菌、莫拉菌)	1. 因病原体相似,所以使用与AOM相同的抗感染治疗方案:阿莫西林克拉维酸,PO,90 mg/(kg·d)(以阿莫西林计),bid,疗程14日,直到黏膜肿胀消退并恢复通气。 2. 如果今后有PCV13接种时代青霉素耐药性降低的高质量证据报道,治疗所需的阿莫西林剂量可能会降低。	1. IDSA鼻窦炎指南推荐阿莫西林克拉维酸作为一线治疗方案,而AAP指南推荐的是阿莫西林。然后,对当前PCV13接种时代分离株的累计证据表明,阿莫西林克拉维酸是现在用于鼻窦炎和中耳炎的经验性治疗方案。 2. 抗组胺药、减充血剂或鼻腔冲洗对于儿童急性鼻窦炎的有效性尚不明确。

注:在当前循证医学时代,不同年龄组别中引起AOM的特定病原体尚未被明确定义,因此抗生素治疗AOM的实际作用也一直存在分歧。直到2011年两项使用阿莫西林克拉维酸VS安慰剂的前瞻性随机双盲研究的发表才得以确定其作用,尽管两项研究也未使用鼓室穿刺术来确定病原体。在提供"最佳"抗生素的建议之前,需要进一步综合考量抗生素治疗AOM的益处和风险(包括抗生素耐药性的产生)。基于现有数据,对于大多数儿童,起始可使用阿莫西林或阿莫西林克拉维酸。需要延长阿莫西林克拉维酸抗菌活性的考虑因素,包括疾病的严重程度、低龄儿童、抗生素使用6个月内的情况及儿童的护理情况,这些都解决了病原体类型和抗生素耐药模式的问题。数据表明,随着PCV13的广泛接种,耐药性肺炎链球菌中耳炎的比例在降低,而流感嗜血杆菌导致的AOM的比例在增加。因此,一些专家建议将阿莫西林克拉维酸钾作为证据明确的AOM的一线治疗方案。最新的AAP指南和Meta分析表明,年龄<2岁的、患有双侧AOM儿童的治疗获益最大,对于其他儿童,密切观察也是一种选择方案。AAP指南对于非严重病例,尤其是为大龄患病儿童提供了一种方案,即向父母提供处方,但只有在儿童病情恶化时才按处方服药。欧洲的指南也类似,甚至有些更保守。一般很少需要进行预防治疗,如果需要预防使用(假设其收益超过儿童产生耐药的风险),阿莫西林或其他抗生素可给予与治疗剂量相同的剂量,减少频次,qd或bid。

不同的口咽部感染的推荐治疗和注意事项(表1.5)。

表1.5 口咽部感染的推荐治疗和注意事项

临床诊断	推荐治疗	注意事项
牙脓肿(混合需氧或厌氧口腔菌群)	克林霉素,PO 或 IV 或 IM,30 mg/(kg·d),q6~8 h; 青霉素 G,IV,10万~20万 U/(kg·d),q6 h+甲硝唑,IV,30~40 mg/(kg·d),q8 h。	1. 口服选择阿莫西林克拉维酸或克林霉素。 2. 甲硝唑具有良好的抗厌氧菌活性,但对需氧菌无效。 3. 其他静脉注射可选方案:头孢曲松+甲硝唑,或美罗培南。 4. 通常需要进行拔牙。脓肿的侵蚀可发生在面部、鼻窦炎、头部深部和颈部。
白喉咽炎	红霉素,PO,40~50 mg/(kg·d),qid,疗程14日; 青霉素 G,IV,15万 U/(kg·d),q6 h。	
会厌炎(声门上炎;未接种疫苗儿童常见 B 型流感嗜血杆菌;肺炎链球菌、金黄色葡萄球菌较为少见)	头孢曲松,IV 或 IM,50 mg/(kg·d),q24 h,疗程7~10日。	对于疑似金黄色葡萄球菌感染(约占引起会厌炎的5%),可考虑单用头孢洛林,或头孢曲松+克林霉素。
疱疹性龈口炎	阿昔洛韦:轻症,PO,80 mg/(kg·d),qid(最大剂量800 mg),疗程7日;重症,IV,30 mg/(kg·d),q8 h。 ≥3月龄,伐昔洛韦:PO,每次 20 mg/kg,bid(最大剂量1000 mg)。	1. 尽早治疗,效果越好。 2. 伐昔洛韦是阿昔洛韦的前药,与口服阿昔洛韦相比,生物利用度更高。 3. 免疫功能低下的儿童可能需要延长治疗时间。 4. 口服阿昔洛韦[80 mg/(kg·d),qid]可用于水痘治疗,但对于单纯疱疹病毒建议为75 mg/(kg·d),每日5次。阿昔洛韦的最大日剂量为3200 mg。

(续表1.5)

临床诊断	推荐治疗	注意事项
勒米尔综合征(Lemierre综合征)(以坏死梭杆菌为主,最新报道可能有MRSA;咽炎合并颈内静脉化脓性血栓性静脉炎,咽峡后脓毒症,坏死性杆菌病)	1. 经验治疗: 美罗培南,IV,60 mg/(kg·d),q8 h(中枢神经转移:120 mg/kg,q8 h);头孢曲松,IV,100 mg/(kg·d),q24 h+甲硝唑,40 mg/(kg·d),q8 h 或克林霉素,40 mg/(kg·d),q6 h。 2. 怀疑MRSA的,如果治疗方案中未包括克林霉素,可经验性使用万古霉素。	1. 甲硝唑可能对其他药物治疗无效的症状有治疗效果。 2. 通常需要抗凝治疗。 3. 转移性和复发性脓肿通常在积极的、合适的治疗过程中发生,需要多次清创和长期的抗生素治疗。 4. 治疗至CRP和ESR水平恢复正常。
扁桃体蜂窝织炎或脓肿(A族链球菌合并口腔菌群,包括厌氧菌;CA-MRSA)	克林霉素,PO或IV或IM,30 mg/(kg·d),q8 h;学龄前儿童需考虑肠杆菌,加用头孢曲松,IV,50 mg/(kg·d),q24 h。	1. 脓肿较大者考虑切开引流。 2. 替代药物:美罗培南、亚胺培南、哌拉西林他唑巴坦;口服阿莫西林克拉维酸可用于恢复期治疗。 3. 没有关于糖皮质激素收益或风险的前瞻性对照研究数据。
咽炎(A族链球菌为主)	1. 阿莫西林,PO,50~75 mg/(kg·d),1~3次/日,疗程10日;青霉素V,PO,50~75 mg/(kg·d),2~4次/日,疗程10日;苄星青霉素,IM,<27 kg,60万U/次,≥27 kg,120万U/次。 2. 青霉素过敏: 琥乙红霉素,PO,20~40 mg/(kg·d),2~4次/日,疗程10日;红霉素,PO,40 mg/(kg·d),2~4次/日,疗程10日;阿奇霉素,PO,每次12 mg/kg,qd,疗程5日;克林霉素,PO,30 mg/(kg·d),tid,疗程10日。	1. 阿莫西林相较于青霉素V具有更好的口服吸收效果。 2. 儿童可选用阿莫西林治疗,每次50 mg/kg(最大推荐剂量1000~1200 mg)。 3. 部分口服头孢菌素(如头孢地尼、头孢泊肟等)证明有更快的效果。 4. 建议10日疗程,以预防急性风湿热。

(续表1.5)

临床诊断	推荐治疗	注意事项
咽后、咽旁或咽外侧蜂窝织炎或脓肿(混合需氧或厌氧菌群,包括CA-MRSA)	克林霉素,IV,40 mg/(kg·d),q8 h+头孢曲松,IV,50 mg/(kg·d),q24 h。	1. 考虑切开引流;可能会引起气道受损、纵隔炎。 2. 替代药物:美罗培南、亚胺培南、哌拉西林他唑巴坦。 3. 根据培养结果,可降阶梯至非广谱覆盖药物。 4. 口服阿莫西林克拉维酸可用于恢复期治疗,不适用于MRSA。
细菌性气管炎[常见金黄色葡萄球菌(包括CA-MRSA)、A族链球菌、肺炎链球菌、B型流感嗜血杆菌,假单胞菌少见]	克林霉素,IV,40 mg/(kg·d),q8 h; 万古霉素,IV,40 mg/(kg·d),q8 h+头孢曲松,50 mg/(kg·d),q24 h; 头孢洛林:2月龄~<2岁,IV,24 mg/(kg·d),q8 h; ≥2岁,IV,36 mg/(kg·d),q8 h(最大剂量400 mg); >33 kg,IV,400 mg,q8 h或600 mg,q12 h。	1. 对于敏感性金黄色葡萄球菌,可用苯唑西林或头孢唑林。 2. 可能是病毒性支气管炎继发的细菌感染,包括流感。

不同的下呼吸道感染的推荐治疗和注意事项(表1.6)。

表1.6 下呼吸道感染的推荐治疗和注意事项

临床分类	临床诊断	推荐治疗	注意事项
肺脓肿	原发性[肺炎链球菌引起的严重的、坏死性的CAP并发症;常见金黄色葡萄球菌(包括CA-MRSA)、A族链球菌]	经验性治疗方案。 头孢曲松,50~75 mg/(kg·d),q24 h+克林霉素,40 mg/(kg·d),q8 h或万古霉素,	1. 如果脓肿不能排出,可能需要支气管镜检查;肺炎链球菌引起的脓肿很少需要手术切除,但CA-MRSA或

(续表 1.6)

临床分类	临床诊断	推荐治疗	注意事项
		45 mg/(kg·d),q8 h,疗程 14~21 日。MRSA,头孢洛林:2~<6 月龄,IV,30 mg/(kg·d),q8 h(每次给药超过 2 小时);≥6 月龄,IV,45 mg/(kg·d),q8 h(每次给药超过 2 小时,最大剂量 600 mg)。	MSSA 引起的可能需要。 2. 根据细菌培养结果选择抗感染药物。 3. MSSA:苯唑西林、头孢唑林。
	误吸(口腔需氧菌和厌氧菌的混合感染)	克林霉素,IV,40 mg/(kg·d),q8 h;美罗培南,IV,60 mg/(kg·d),q8 h;疗程≥10 日。	1. 替代药物:头孢曲松+甲硝唑、亚胺培南、哌拉西林他唑巴坦。 2. 降级治疗:口服克林霉素或阿莫西林克拉维酸。
	过敏性支气管肺曲霉病	泼尼松+伏立康唑或伊曲康唑。 泼尼松,0.5 mg/(kg·d),qd,疗程 1~2 周后逐步降低用量; 伏立康唑,起始剂量,PO,18 mg/(kg·d),q12 h;维持剂量,PO,16 mg/(kg·d),q12 h; 伊曲康唑,PO,10 mg/(kg·d),q12 h; 伏立康唑和伊曲康唑需要进行谷浓度监测。	1. 并非所有过敏性肺部疾病都与真菌感染相关。使用较大剂量的糖皮质激素来控制炎症,可能会导致曲霉入侵组织。 2. 使用伊曲康唑和伏立康唑,可以降低糖皮质激素的使用剂量。

(续表1.6)

临床分类	临床诊断	推荐治疗	注意事项
	吸入性肺炎(口腔需氧菌和厌氧菌的混合感染)	克林霉素,IV,40 mg/(kg·d),q8 h[考虑合并流感嗜血杆菌,可加用头孢曲松,IV,50~75 mg/(kg·d),q24 h]; 美罗培南,IV,60 mg/(kg·d),q8 h; 疗程≥10日。	1. 替代药物:头孢曲松+甲硝唑、亚胺培南、哌拉西林他唑巴坦。 2. 降级治疗:口服克林霉素或阿莫西林克拉维酸。
	非典型性肺炎(见肺炎支原体、军团病,本表后面其他已确定病因的肺炎项下)		
	急性支气管炎(细支气管炎)	对于儿童支气管炎或细支气管炎,一般是病毒感染,因此大多数情况不需要使用抗生素。	病毒或细菌合并感染仍然可能发生。
	囊性纤维化(CF):见急、慢性管理的专家建议。大多数CF患者都需要使用高于标准剂量的β-内酰胺类抗生素。β-内酰胺类抗生素的剂量应符合药代动力学或药效学,以增加抗感染效果。		
	急性加重[以铜绿假单胞菌为主,以及洋葱伯克霍尔德菌、嗜麦芽窄食单胞菌、金黄色葡萄球菌(包括CA-MRSA)、非结核分枝杆菌]	1. 急性加重期:头孢吡肟或美罗培南+妥布霉素。 头孢吡肟,IV,150~200 mg/(kg·d),q8 h; 美罗培南,IV,120 mg/(kg·d),q6 h; 妥布霉素,IM或IV,6~10 mg/(kg·d),q6~8 h; 替代方案:亚胺培南(IV)、头孢他啶(IV)、环丙沙星[PO或IV,30 mg/(kg·d),tid]。	1. 需要监测万古霉素、氨基糖苷类的浓度。 2. 吸入抗生素治疗急性加重的证据不足。 3. 联合治疗可能会起协同杀菌作用,延迟耐药性的出现。 4. 早期根除铜绿假单胞菌,可延缓疾病的进展。 5. 对抗菌药物无效时,应及时评估用药剂量和侵袭性或过敏性真菌疾病,并尽可能保持肺部卫生。

(续表1.6)

临床分类	临床诊断	推荐治疗	注意事项
		2. MRSA： 万古霉素,IV,60~80 mg/(kg·d),q8 h； 头孢洛林,IV,45 mg/(kg·d),q8 h(每剂给药时间超过2小时,单次最大剂量600 mg)。 3. 疗程尚不明确,一般10~14日。	
	CF 慢性炎症:吸入抗生素和阿奇霉素,减少肺部长期损伤	妥布霉素,吸入,300 mg,bid,治疗28日,停药28日。 这是急性加重之间一种有效的辅助治疗,证据表明,交替吸入妥布霉素与氨曲南是有益的。 阿奇霉素用于辅助治疗,对于铜绿假单胞菌患者有很大益处。	替代吸入药物:多黏菌素。
	百日咳	1. 阿奇霉素。 ≥6月龄:第1日,10 mg/(kg·d),qd； 第2~5日,5 mg/(kg·d),qd。 <6月龄:10 mg/(kg·d),qd,疗程5日。 克拉霉素,PO,15 mg/(kg·d),bid,疗程7日。 红霉素(酯类),PO,40 mg/(kg·d),qid,疗程7~10日。 2. 替代方案:复方SMZ,48 mg/(kg·d),bid,疗程14日。	1. 耐药性:阿奇霉素和克拉霉素优于红霉素。 2. 婴幼儿优先选用阿奇霉素,以降低幽门狭窄发生风险。 3. 家庭成员注意采取预防措施,以免交叉感染。

(续表1.6)

临床分类	临床诊断	推荐治疗	注意事项
	轻至中度的类似"胸寒"的疾病（绝大多数是病毒性的，尤其是学龄前儿童）	一般不需要抗生素治疗，除非流行病学、临床或实验室检查提示细菌或支原体感染。	使用广谱抗生素可能会增加耐药菌感染的风险。
肺炎：社区获得性感染，如支气管炎、大叶性实变，以及肺炎伴胸水或脓胸的经验性治疗方案	中至重度疾病[常见肺炎链球菌、A族链球菌、金黄色葡萄球菌（包括CA-MRSA）、肺炎支原体、流感嗜血杆菌]	经验性治疗方案。 1. PCV13接种率较高的地区或肺炎链球菌对青霉素耐药性低的地区：氨苄西林，150~200 mg/(kg·d)，q6 h。 2. PCV13接种率较低的地区或肺炎链球菌对青霉素耐药性较高的地区：头孢曲松，50~75 mg/(kg·d)，q24 h。 3. 怀疑CA-MRSA感染。 头孢洛林： 2~<6月龄，IV，30 mg/(kg·d)，q8 h（每次给药超过2小时）； ≥6月龄，IV，45 mg/(kg·d)，q8 h（每次给药超过2小时，最大剂量600 mg）。 或万古霉素：40~60 mg/(kg·d)。 4. 怀疑支原体或非典型肺炎病原体感染，尤其是学龄期儿童，加用阿奇霉素，IV或PO，第1日，10 mg/(kg·d)，qd；第2~5日，5 mg/(kg·d)，qd；	1. 气管插管儿童的严重感染可以进行支气管肺泡灌洗液培养。 2. 对于CA-MRSA，如果使用万古霉素，需监测万古霉素的血药浓度和肾功能，尤其是AUC:MIC为400时，需要较高剂量的万古霉素。 3. 用于治疗非典型肺炎的阿奇霉素替代药物还有红霉素（IV或PO）、克拉霉素（PO），8岁以上儿童还可以使用多西环素、半诺环素。此外，还可选择左氧氟沙星。 4. 有证据表明经验性使用β-内酰胺类和大环内酯类并不比单一使用β-内酰胺类有治疗获益。 5. 疗程尚未确定，并不是所有儿童都需要10日。 6. 对于病情较轻的患儿，经验性口服治疗方案：大剂量阿莫西林，PO，80~100 mg/(kg·d)，tid。

(续表1.6)

临床分类	临床诊断	推荐治疗	注意事项
	胸腔积液或脓胸(与社区获得性支气管肺炎的病原体相同)	经验性治疗:头孢曲松+万古霉素或头孢洛林。 头孢曲松,50~75 mg/(kg·d),q24 h; 万古霉素,IV,40~60 mg/(kg·d),q8 h; 头孢洛林:2~<6月龄,IV,30 mg/(kg·d),q8 h(每次给药超过2小时); ≥6月龄,IV,45 mg/(kg·d),q8 h(每次给药超过2小时,最大剂量600 mg)。	1. 可根据胸水培养革兰染色结果确定初始治疗方案。 2. 一般情况临床改善缓慢,发热会持续2~3周,但热峰会逐步下降。
	婴儿间质性肺炎综合征	怀疑沙眼衣原体感染。 阿奇霉素,第1日,10 mg/(kg·d),qd;第2~5日,5 mg/(kg·d),qd。 红霉素,PO,40 mg/(kg·d),qid,疗程14日。	主要病原菌是呼吸道病毒、CMV或衣原体。
肺炎:社区获得性肺炎(CAP)病原体的对症治疗	肺炎链球菌(可发生于非PVC13患者)	经验治疗。 1. PCV13接种率较高的地区或肺炎链球菌对青霉素耐药性低的地区:氨苄西林,150~200 mg/(kg·d),q6 h。 2. PCV13接种率较低的地区或肺炎链球菌对青霉素耐药性较高的地区:头孢曲松,50~75 mg/(kg·d),q24 h。	1. 症状好转后改为PO(退热,不需要吸氧),治疗至临床无症状且X线胸片明显改善(疗程7~21日)。 2. 头孢曲松可用于治疗青霉素耐药的肺炎链球菌,不需要联合万古霉素。 3. 口服阿莫西林克拉维酸、头孢地尼、

(续表1.6)

临床分类	临床诊断	推荐治疗	注意事项
		3. 对于病情较轻的门诊患者,经验性口服治疗方案:大剂量阿莫西林,PO,80~100 mg/kg,tid。	头孢克肟、头孢泊肟、头孢呋辛也可用于治疗肺炎链球菌感染,尤其是青霉素敏感的肺炎链球菌。 4. 左氧氟沙星可作为β-内酰胺类抗生素过敏患者的替代治疗,但由于其理论上对软骨具有毒性作用,因此不应作为一线治疗方案。
	肺炎链球菌(青霉素敏感)	青霉素G,IV,25~40万U/(kg·d),q4~6 h,疗程10日; 氨苄西林,IV,150~200 mg/(kg·d),q6 h。	症状改善后可换为: 阿莫西林,PO,50~75 mg/(kg·d),tid; 青霉素V,50~75 mg/(kg·d),qid。
	肺炎链球菌(青霉素耐药)	头孢曲松,75 mg/(kg·d),q24 h,疗程10~14日。	1. 不建议联用万古霉素治疗青霉素耐药的肺炎链球菌感染。 2. 头孢洛林治疗肺炎链球菌比头孢曲松更有效,但目前头孢曲松敏感性仍较高,因此不需要使用头孢洛林。 3. 对于恢复期口服序贯方案: 大剂量阿莫西林,PO,100~150 mg/(kg·d),tid; 克林霉素,PO,30 mg/(kg·d),tid; 利奈唑胺,PO,30 mg/(kg·d),tid; 左氧氟沙星,PO。

(续表 1.6)

临床分类	临床诊断	推荐治疗	注意事项
金黄色葡萄球菌(包括 CA-MRSA)		1. MSSA。 苯唑西林,IV,150 mg/(kg·d),q6 h; 头孢唑林,IV,100 mg/(kg·d),q8 h。 2. 怀疑 CA-MRSA。 头孢洛林:2~<6 月龄,IV,30 mg/(kg·d),q8 h(每次给药超过 2 小时); ≥6 月龄,IV,45 mg/(kg·d),q8 h(每次给药超过 2 小时,最大剂量 600 mg)。 万古霉素,IV,40~60 mg/(kg·d),q8 h。 可能需要联合利福平、克林霉素或庆大霉素。	1. 监测万古霉素的血药浓度和患者的肾功能,尤其是 AUC:MIC 为 400 时需要较高的万古霉素剂量,或者治疗侵袭性 CR-MRSA 时谷浓度为 15 mg/mL。 2. 对于危及生命的重症情况,CA-MRSA 的最佳治疗方案尚未确定,可添加庆大霉素和(或)利福平联合治疗。 3. 利奈唑胺[IV 或 PO,30 mg/(kg·d),q8 h]是另一种可选方案,对于医院获得性 MRSA 肺炎,成人治疗效果比万古霉素更好,但需每周监测血小板和白细胞计数。 4. 对于流感相关性 MRSA 肺炎,万古霉素单药治疗效果不如联合治疗。 5. 不建议使用达托霉素。 6. MSSA 恢复期口服序贯方案:头孢氨苄,PO。CA-MRSA 口服序贯方案:克林霉素,PO;利奈唑胺,PO。 7. 总疗程≥21 日。

(续表1.6)

临床分类	临床诊断	推荐治疗	注意事项
	A族链球菌	青霉素G,IV,25 U/(kg·d),q4~6 h,疗程10日。	症状改善后可换为: 阿莫西林,PO,75 mg/(kg·d),tid; 青霉素V,50~75 mg/(kg·d),qid。
肺炎:免疫抑制,中性粒细胞减少	免疫抑制,中性粒细胞减少[常见铜绿假单胞菌、其他CAP或HAP革兰阴性杆菌、金黄色葡萄球菌、真菌、AFB、肺孢子虫、病毒(腺病毒、CMV、EBV、流感、RSV等)]	头孢吡肟,IV,150 mg/(kg·d),q8 h; 美罗培南,IV,60 mg/(kg·d),q8 h; 哌拉西林他唑巴坦,IV,240~300 mg/(kg·d),q6 h; 怀疑金黄色葡萄球菌感染,可加用万古霉素,IV,40~60 mg/(kg·d),q8 h。 头孢洛林:2~<6月龄,IV,30 mg/(kg·d),q8 h(每次给药超过2小时); ≥6月龄,IV,45 mg/(kg·d),q8 h(每次给药超过2小时,最大剂量600 mg)。	1. 活检、支气管肺泡灌洗液NGS等可用于确定是否需要抗真菌、抗病毒、抗分枝杆菌治疗;如果抗生素在48~72小时内无反应,通常需要开始抗真菌治疗(两性霉素B、伏立康唑、卡泊芬净、米卡芬净)。 2. 对于脓毒症患者,联合妥布霉素将增加大多数革兰阴性菌的覆盖率。 3. 对于黏膜炎,可能需要覆盖厌氧菌,如碳青霉烯类和哌拉西林他唑巴坦(或联合克林霉素、甲硝唑)。 4. 对于中性粒细胞减少患者的假单胞菌感染,可使用两种活性药物进行联合治疗,以降低耐药风险。
肺炎:医院获得性(医疗机构相关或呼吸机相关)感染	常见铜绿假单胞菌、革兰阴性肠杆菌(肠杆菌属、克雷伯菌、沙雷菌、大肠埃希菌)、不动杆菌、窄养单胞菌和革兰阳性菌(CA-MRSA、肠球菌)	常用治疗方案。 1. 美罗培南,哌拉西林他唑巴坦,头孢吡肟±庆大霉素。 美罗培南,60 mg/(kg·d),q8 h;	1. 经验性治疗方案应根据所在医院病原菌特点选择药物。 2. 院内获得性肺炎的病原体常具有耐药性,细菌培养十分重要。

(续表1.6)

临床分类	临床诊断	推荐治疗	注意事项
		哌拉西林他唑巴坦,240~300 mg/(kg·d),q6~8 h; 头孢吡肟,150 mg/(kg·d),q8 h; 庆大霉素,6~7.5 mg/(kg·d),q8 h。 2. 怀疑 CA-MRSA,可以加用万古霉素或头孢洛林。	3. 对于 MDR 革兰阴性杆菌,可选静脉治疗方案:头孢他啶阿维巴坦、头孢洛扎他唑巴坦、美罗培南法硼巴坦、头孢地尔、多黏菌素。
其他已确定病因的肺炎	肺炎衣原体、鹦鹉衣原体、沙眼衣原体	阿奇霉素:第 1 日,10 mg/(kg·d),qd;第 2~5 日,5 mg/(kg·d),qd; 红霉素:PO,40 mg/(kg·d),qid,疗程 14 日。	多西环素适用于≥8 岁儿童。左氧氟沙星也有效。
	CMV(免疫功能低下患者)	更昔洛韦:IV,10 mg/(kg·d),q12 h,连用 2 周;如有需要,可继续使用,5 mg/(kg·d),q24 h,总疗程 4~6 周。	1. 缬更昔洛韦可用于口服序贯治疗。 2. 膦甲酸可用于更昔洛韦耐药菌株。
	大肠埃希菌	头孢曲松,50~75 mg/(kg·d),q24 h。	1. 对于头孢菌素耐药菌株(产 ESBL),可使用美罗培南、亚胺培南、厄他培南 2. 对于敏感菌株,可使用大剂量氨苄西林。

(续表1.6)

临床分类	临床诊断	推荐治疗	注意事项
	肠杆菌属	头孢吡肟,100 mg/(kg·d),q12 h; 美罗培南,60 mg/(kg·d),q8 h; 头孢曲松,50~75 mg/(kg·d),q24 h+庆大霉素,IM 或 IV,6~7.5 mg/(kg·d),q8 h。	第三代头孢联合氨基糖苷类可能会延缓 amp-C 介导的细菌耐药性的出现。
	土拉热弗朗西丝菌	重症患者:庆大霉素,IM 或 IV,6~7.5 mg/(kg·d),q8 h,疗程≥10 日; 轻症患者:环丙沙星或左氧氟沙星。	轻症患者其他替代口服治疗药物:多西环素,PO,疗程 14~21 日(注意复发)。
真菌(曲霉属真菌、毛霉菌、免疫功能低下患者的其他真菌感染)		1. 对于免疫功能缺陷患者感染的特有真菌或毛霉菌,经验性使用两性霉素 B 脂质体,而不是伏立康唑;可用活检来指导药物方案;泊沙康唑和艾沙康唑体外有抗根霉菌活性。 2. 侵袭性曲霉菌患者。 伏立康唑:初始剂量,18 mg/(kg·d),q12 h;维持剂量,16 mg/(kg·d),q12 h。	1. 对于免疫功能正常患者,三唑类药物(氟康唑、伊曲康唑、伏立康唑、泊沙康唑、艾沙康唑)的耐受性优于两性霉素 B,对多数社区获得性真菌感染有效。 2. 需监测伏立康唑谷浓度:>2 mg/mL。 3. 对于难治性球孢子菌属感染,伏立康唑联合卡泊芬净的治疗方案或泊沙康唑可能有效。

(续表 1.6)

临床分类	临床诊断	推荐治疗	注意事项

	流感病毒	甲型和乙型流感的经验治疗。
		1. 奥司他韦,PO。
		   足月婴儿,0~8 月龄,每次 3 mg/kg,bid。
		   9~11 月龄,每次 3.5 mg/kg,bid。
		   ≥12 月龄:≤15 kg,30 mg,bid;
		               >15~23 kg,45 mg,bid;
		               >23~40 kg,60 mg,bid;
		               >40 kg,75 mg,bid。
		2. 扎那米韦:≥7 岁,吸入,10 mg,bid。
		3. 玛巴洛沙韦,PO,服用单剂即可。
		   ≥5 岁:<20 kg,2 mg/kg,qd;
		        20~<80 kg,40 mg,qd;
		        ≥80 kg,80 mg,qd。
			1. 早产儿奥司他韦推荐用量:
			   GA<38 周,每次 1.0 mg/kg,bid;
			   GA≥38~40 周,每次 1.5 mg/kg,bid。
			2. 金刚烷胺类目前对甲型和乙型流感都具有耐药性。

	肺炎克雷伯菌	1. 头孢曲松,IV 或 IM,50~75 mg/(kg·d),q24 h。 2. 对于头孢曲松耐药:美罗培南,IV,60 mg/(kg·d),q8 h;或其他碳青霉烯类药物。	1. 产 ESBLs 的肺炎克雷伯菌:碳青霉烯类、哌拉西林他唑巴坦、氟喹诺酮类是可选方案,不过哌拉西林他唑巴坦的疗效不如碳青霉烯类。 2. 产 KPC 酶的菌株对美罗培南耐药,替代药物:头孢他啶阿维巴坦、氟喹诺酮类、多黏菌素。

(续表1.6)

临床分类	临床诊断	推荐治疗	注意事项
	军团菌(嗜肺军团菌)	阿奇霉素,IV 或 PO,10 mg/(kg·d),q24 h,疗程 5 日。	替代药物:克拉霉素、红霉素、环丙沙星、左氧氟沙星、多西环素。
	非结核分枝杆菌(常见鸟分枝杆菌复合体)	1. 对于普通肺病患者,推荐三药联合方案,阿奇霉素(或克拉霉素)+乙胺丁醇+利福平,每周 3 次;疗程尚未明确者,推荐 12 个月;如果是敏感株,可用 6~12 周。 2. 对于有纤维空洞或者重度支气管扩张症者,可添加阿米卡星或链霉素。	1. 不同的非结核分枝杆菌具有高度易变的敏感性,可根据培养结果提高治疗效果。 2. 检查患者是否免疫功能低下:HIV 或 γ 干扰素受体缺乏。
	肺炎支原体	阿奇霉素:第 1 日,10 mg/(kg·d),qd;第 2~5 日,5 mg/(kg·d),qd。 克拉霉素,15 mg/(kg·d),bid,疗程 7~14 日。 红霉素,PO,40 mg/(kg·d),qid,疗程 14 日。	1. 支原体感染为自限性疾病,不需要常规药物治疗。 2. 近年来,大环内酯类耐药菌株较为常见,可对多西环素或左氧氟沙星敏感。
	卫氏肺吸虫病	见第五章	
	耶氏肺孢子虫(原卡氏肺孢子虫,免疫功能抑制儿童和人类免疫缺陷病毒感染者常见疾病)	1. 重症患者:首选复方 SMZ,IV,90~120 mg/(kg·d),q8 h,疗程 3 周。 2. 轻中度患者:初始采用静脉治疗,等急性期后,可给予复方 SMZ 口服治疗,120 mg/(kg·d),qid,疗程 21 日。 3. 使用糖皮质激素辅助治疗更严重的疾病。	1. 复方 SMZ 不耐受或临床失败的替代方案: 喷他脒,IV,3~4 mg,qd,输注时间 60~90 分钟; 氨苯砜+甲氧苄啶、伯氨喹+克林霉素。

(续表1.6)

临床分类	临床诊断	推荐治疗	注意事项
			2. 预防治疗。 复方 SMZ,PO,30 mg/(kg·d),q12 h,每日或 1 周连续 3 日； 复方 SMZ,PO,30 mg/(kg·d),qd,1 周连续 3 日； 氨苯砜,PO,2 mg/kg(最大剂量 100 mg),qd,或 4 mg/kg(最大剂量 200 mg),每周 1 次。
	铜绿假单胞菌	1. 头孢吡肟±妥布霉素。 头孢吡肟,IV,150 mg/(kg·d),q8 h; 妥布霉素,IM 或 IV,6~7.5 mg/(kg·d),q8 h。 2. 替代方案： 美罗培南,60 mg/(kg·d),q8 h; 哌拉西林他唑巴坦[240~300 mg/(kg·d),q6~8 h]±妥布霉素。	环丙沙星 IV 或多黏菌素 IV 可用于多重耐药铜绿假单胞菌。
	呼吸道合胞病毒感染(细支气管炎、肺炎)	对于免疫功能低下患者,FDA 批准的唯一治疗方法(疗效仍有争议)是利巴韦林气雾:规格为每瓶 6 g,通过 SPAG-2 吸入,每日使用 18~20 小时,疗程 3~5 日。	

(续表1.6)

临床分类	临床诊断	推荐治疗	注意事项
结核病	原发性肺结核	1. 异烟肼+利福平+吡嗪酰胺,每周2次。 异烟肼,PO,10~15 mg/(kg·d)(最大剂量300 mg),qd,疗程6个月; 利福平,PO,15~20 mg/(kg·d)(最大剂量600 mg),qd,疗程6个月; 吡嗪酰胺,PO,30~40 mg/(kg·d)(最大剂量2g),qd,只用前2个月。 2. 如果有耐药风险,起始方案加用乙胺丁醇或链霉素。 乙胺丁醇,PO,20 mg/(kg·d),qd; 链霉素,IV或IM,30 mg/(kg·d),q12 h。	1. 监测肝功能,每月1次,至少监测3个月。 2. 氟喹诺酮类可能对耐药菌株有治疗作用。
	潜伏期结核感染	1. 异烟肼+利福喷丁。 2~11岁儿童,每周1次,DOT管理策略,疗程12周。 异烟肼,25 mg/(kg·d)(最大剂量900 mg)。 利福喷丁:10~14 kg,300 mg; 　　　　　14.1~25 kg,450 mg; 　　　　　25.1~32 kg,600 mg; 　　　　　32.1~49.9 kg,600 mg; 　　　　　≥50 kg,900 mg(最大剂量)。 2. 利福平,15~20 mg/(kg·d)(最大剂量600 mg),疗程4个月。	1. 每月监测肝功能,无症状下AST或ALT水平升高5倍以上(较基础值),或有症状下AST或ALT水平升高3倍以上(较基础值),停止异烟肼和利福喷丁的联合治疗。 2. 对于2岁以下儿童,异烟肼和利福喷丁可能有效,但缺少安全性和有效性的数据。 3. 对异烟肼耐药,但对利福平敏感的菌株,可以使用利福平6个月。

(续表1.6)

临床分类	临床诊断	推荐治疗	注意事项
		3. 异烟肼,PO,10~15 mg/(kg·d)(最大剂量300 mg),疗程6~9个月(免疫功能低下者需治疗12个月);或20~30 mg/kg,每周2次,疗程9个月。	
4岁以下儿童或免疫功能低下患者(具有高传染风险)		预防治疗方案(最后一次暴露后,疗程2~3个月)。利福平,PO,15~20 mg/kg,qd;异烟肼,PO,10~15 mg/kg,qd。停用时,重复皮试或γ干扰素释放试验阴性。	1. 替代方案:异烟肼+利福平。异烟肼,PO,10~15 mg/kg,qd;利福平,PO,15~20 mg/kg,qd。 2. 治疗2~3个月后,如果PPD试验阴性,且患儿身体状况良好,可考虑停止经验性治疗。

不同的心血管感染的推荐治疗和注意事项(表1.7)。

表1.7 心血管感染的推荐治疗和注意事项

临床分类	临床诊断	推荐治疗	注意事项
菌血症	隐匿性菌血症或严重细菌感染(迟发型新生儿败血症;无病灶发热),婴儿<1~2月龄(B族链球菌、大肠埃希菌、李斯特菌、肺炎链球菌、脑膜炎球菌)	1. 一般来说,出现症状的婴儿因迟发型新生儿败血症住院,需进行血液、尿液和脑脊液培养;对于B族链球菌和李斯特菌,开始使用氨苄西林,IV,200 mg/(kg·d),q6 h;对于大肠埃希菌(肠道菌),开始使用头孢吡肟或头孢他啶或头孢噻肟;	1. 目前的数据表明氨苄西林耐药的大肠埃希菌在<90日龄婴儿的菌血症和泌尿道感染中的重要性。 2. 对于能够很好地获得医疗护理且无毒性反应的发热婴儿,可以进行血液和尿液培养,所得结果可用于

(续表 1.7)

临床分类	临床诊断	推荐治疗	注意事项
		如果是脑膜炎,则要使用更高剂量。 2. 在大肠埃希菌对氨苄西林耐药率较低(<20%)的地区,考虑使用氨苄西林+庆大霉素(当用氨苄西林和庆大霉素治疗时,庆大霉素无法覆盖氨苄西林耐药大肠埃希菌引起的中枢感染)。	推测脑脊液培养结果。风险评分包括各种病史(以前健康)、无皮肤或软组织感染、临床状态、尿分析、白细胞计数和降钙素原。如果评估为阴性,婴儿可以在不使用抗生素和密切随访的情况下出院回家。
隐匿性菌血症或严重细菌感染[(无病灶发热)2~3 月龄至 36 月龄(B 型流感嗜血杆菌、肺炎链球菌、脑膜炎球菌;金黄色葡萄球菌)]		1. 经验治疗:如果未免疫、发热、轻度至中度毒性反应,应在血培养后,使用头孢曲松,IM,50 mg/kg,q24 h。 2. 如果完全免疫(嗜血杆菌和肺炎链球菌)和无毒性反应,不再推荐常规经验性抗生素门诊治疗发热,但在疫苗接种失败或脑膜炎球菌菌血症的情况下,应密切关注。	1. B 型流感嗜血杆菌和肺炎链球菌的结合疫苗实际上消除了这些病原体引起的婴儿隐匿性菌血症。 2. 对于菌血症患者,可根据血中分离菌的敏感性,在 IM 或 IV 治疗后,选择合适的口服药物进行序贯治疗,通过生化和影像检查来排除中枢和其他病灶。不推荐腰椎穿刺用于发热的常规评估。
	B 型流感嗜血杆菌,非中枢感染	1. 头孢曲松,IM 或 IV。 2. 如果 β-内酰胺酶呈阴性,则氨苄西林,IV,随后予口服序贯治疗。	1. 如果 β-内酰胺酶呈阴性,用阿莫西林,PO,75~100 mg/kg,tid。 2. 如果 β-内酰胺酶呈阳性,大剂量头孢克肟、头孢布烯、头孢地尼,PO;或左氧氟沙星,PO。
	脑膜炎球菌	头孢曲松,IM 或 IV;或青霉素 G,IV,随后予口服序贯治疗	阿莫西林,PO,75~100 mg/(kg·d),tid。

(续表1.7)

临床分类	临床诊断	推荐治疗	注意事项
	肺炎链球菌,非中枢感染	头孢曲松,IM 或 IV;以及青霉素 G 或氨苄西林,IV(如果青霉素敏感),随后予口服序贯治疗。	1. 如果青霉素敏感或青霉素中介(MIC≤2 μg/mL 或更低),用阿莫西林,PO,75~100 mg/(kg·d),tid。 2. 如果青霉素耐药(MIC≥4 μg/mL),继续用头孢曲松,IM;或改用克林霉素(如果敏感)。利奈唑胺或左氧氟沙星也可作为选择。
	金黄色葡萄球菌,通常与局灶性感染相关	1. MSSA。萘夫西林以及苯唑西林或萘夫西林,IV,150~200 mg/(kg·d),q6 h±庆大霉素,IV,6 mg/(kg·d),q8 h。 2. MRSA。达托霉素,IV,8~12 mg/(kg·d),q24 h;万古霉素,IV,40~60 mg/(kg·d),q8 h。 头孢洛林:2月龄~<2岁,IV,24 mg/(kg·d),q8 h;≥2 岁,IV,36 mg/(kg·d),q8 h(单次最大剂量 400 mg)±庆大霉素,6 mg/(kg·d),q8 h±利福平,20 mg/(kg·d),q12 h。 3. 疗程:血培养结果阴性 2 周(IV+PO),除非存在心内膜炎或血管内血栓,否则可能需要长达 6 周的治疗。	1. 对于 MRSA 引起的持续性菌血症,考虑加用庆大霉素或利福平,或从万古霉素(特别是万古霉素 MIC>2 μg/mL 的 MRSA)改为达托霉素或头孢洛林(达托霉素不能治疗肺炎)。 2. 对于中毒性休克综合征,应在治疗的最初 48~72 小时加入克林霉素,以减少毒素产生(利奈唑胺同样有效);可以加入 IVIG 以结合循环毒素(利奈唑胺同样有效)。但这些措施没有受控数据支持。 3. 注意转移性感染灶的发展,包括心内膜炎。 4. 如果与导管相关,移除导管。

(续表 1.7)

临床分类	临床诊断	推荐治疗	注意事项
自体瓣膜相关心内膜炎	疑似心内膜炎的经验性治疗(草绿色链球菌、金黄色葡萄球菌、HACEK 组细菌群)	1. 头孢曲松,IV,100 mg/kg,q24 h+庆大霉素,IV 或 IM,6 mg/(kg·d),q8 h。 2. 对于更急性、严重的感染,加用万古霉素,IV,40~60 mg/(kg·d),q8 h,以覆盖金黄色葡萄球菌(不推荐头孢洛林治疗心内膜炎)。	1. 联合用药(头孢曲松+庆大霉素)对大多数草绿色链球菌(感染性心内膜炎中最常见的病原体)具有杀菌活性。对于肠杆菌科细菌,成人推荐使用头孢吡肟,但儿童肠杆菌的耐药数据表明头孢曲松仍是合理的选择。使用氨苄西林舒巴坦扩展了对厌氧菌的覆盖面,尽管不太考虑厌氧菌感染。 2. 可采用 q24 h 方案给予庆大霉素。 3. 对于 β-内酰胺类过敏的,使用万古霉素,IV,45 mg/(kg·d),q8 h+庆大霉素,IV,6 mg/(kg·d),q8 h。
	培养结果阴性的自体瓣膜心内膜炎:疗程 4~6 周(应根据可能的病原体,从感染专家处获得适当治疗方案的建议)。		
	草绿色链球菌:随访超声心动图检查以确定赘生物的消退。β-内酰胺类过敏:可使用万古霉素。		
	青霉素完全敏感	1. 头孢曲松, IV 或 IM,50 mg/kg,q24 h,疗程 4 周。 2. 青霉素 G,IV, 20 万 U/(kg·d),q4~6 h,疗程 4 周。 3. 青霉素 G 或头孢曲松+庆大霉素,IM 或 IV,6 mg/(kg·d),q8 h,成人疗程 14 日(由于缺乏儿童数据,根据 AHA 指南,儿童疗程 4 周)。	如青霉素不敏感菌株,AHA 推荐使用更高剂量的头孢曲松;但对于完全敏感菌株,标准剂量的头孢曲松提供了足够的药效学暴露。

(续表1.7)

临床分类	临床诊断	推荐治疗	注意事项
	青霉素相对耐药	1. 青霉素G,IV,30万U/(kg·d),q4~6 h,疗程4周。 2. 头孢曲松,IV,100 mg/kg,q24 h,疗程4周。 3. 前2周,可合并使用庆大霉素,IM或IV,6 mg/(kg·d),q8 h。	1. 对于相对耐药菌株,最初2周使用庆大霉素,共治疗4周。 2. 含万古霉素的治疗方案应至少使用4周的疗程,且整个疗程使用庆大霉素。
肠球菌(自体或人工瓣膜感染的剂量)			
	氨苄西林敏感 (庆大霉素-敏感)	1. 氨苄青霉素,IV或IM,300 mg/(kg·d),q6 h。 2. 青霉素G,IV,30万U/(kg·d),q4~6 h。 3. 合用庆大霉素,IV,6 mg/(kg·d),q8 h。 4. 疗程4~6周。	1. 破坏细胞壁的抗生素与氨基糖苷类药物联合治疗,以达到杀菌目的。儿童相较于成人不容易发生庆大霉素的肾毒性。 2. 对于β-内酰胺类过敏,可选用万古霉素。 3. 达托霉素或利奈唑胺在儿童中的数据很少。 4. 对于庆大霉素耐药菌株,如果对链霉素或其他氨基糖苷类药物敏感,可选用链霉素或其他氨基糖苷类药物。
	氨苄西林耐药 (庆大霉素-敏感)	万古霉素,IV,40 mg/(kg·d),q8 h+庆大霉素,IV,6 mg/(kg·d),q8 h;疗程6周。	
	万古霉素耐药 (庆大霉素-敏感)	1. 如果氨苄西林也耐药,使用达托霉素,IV,<6岁,10 mg/kg,q24 h;≥6岁,6 mg/kg,q24 h±庆大霉素,IV,6 mg/(kg·d),q8 h。 2. 疗程4~6周。	

(续表1.7)

临床分类	临床诊断	推荐治疗	注意事项
	葡萄球菌:金黄色葡萄球菌,包括CA-MRSA、表皮葡萄球菌 如果超声心动图检查显示赘生物持续存在,则考虑在6周结束后继续治疗。 考虑脓毒性血栓性静脉炎:深静脉血栓中持续存在微生物的风险未确定情况下,血栓有可能成为菌血症的"种子"	1. MSSA 或 MSSE:萘夫西林以及苯唑西林或萘夫西林,IV,150~200 mg/(kg·d),q6 h,疗程4~6周+疗程前2周,庆大霉素,6 mg/(kg·d),q8 h。 2. CA-MRSA 或 MRSE:达托霉素,IV,8~12 mg/(kg·d),q24 h 或万古霉素,IV,40~60 mg/(kg·d),q8 h+庆大霉素,疗程6周;考虑起效缓慢,可加用利福平,IV,20 mg/(kg·d),q8~12 h。 3. 推荐头孢洛林常规治疗MRSA心内膜炎的数据尚不足。	1. 急性期可能需要手术,避免使用第一代头孢菌素(疗效数据相互矛盾)。 2. 对于MSSA 或 MSSE,AHA建议仅在前3~5日使用庆大霉素;对于MRSA,则可选择使用庆大霉素。达托霉素剂量具有年龄依赖性。
	肺炎链球菌、淋球菌、A族链球菌	青霉素G,IV,20万U/(kg·d),q4~6 h,疗程4周。 替代方案:可选用头孢曲松或万古霉素。	1. 对于疑似淋球菌,可单用头孢曲松。 2. 对于青霉素不敏感的肺炎链球菌,如果有药效学支持(例如,在给药间隔期间,青霉素或头孢曲松的浓度仍高于微生物的MIC),可考虑使用大剂量青霉素G,IV,30万U/(kg·d),q4~6 h 或大剂量头孢曲松,IV,100 mg/kg,q12 h 或 q24 h,疗程4周。

(续表1.7)

临床分类	临床诊断	推荐治疗	注意事项
	HACEK[嗜血杆菌属、聚集杆菌属(原放线杆菌属)、心杆菌属、艾肯菌属、金氏菌属]	通常头孢曲松敏感,IV,100 mg/kg,q24 h,疗程4周。	某些微生物对氨苄西林敏感。通常不需要添加庆大霉素。
	肠道革兰阴性杆菌	选用病原体特异性抗生素(通常为头孢曲松+庆大霉素);疗程至少持续6周。	对于产ESBL的微生物,碳青霉烯类以及β-内酰胺类或β-内酰胺酶抑制剂复合制剂+庆大霉素应有效。
	铜绿假单胞菌	选用特异敏感性抗生素:头孢吡肟或美罗培南+妥布霉素。	头孢吡肟和美罗培南对假单胞菌的活性均高于头孢他啶,并且筛选出产β-内酰胺酶耐药的菌株的可能性更低。
人工瓣膜或材料随访超声心动图检查以确定赘生物消退。对于β-内酰胺类过敏,可选用万古霉素	草绿色链球菌青霉素完全敏感	1. 头孢曲松,IV或IM,100 mg/kg,q24 h,疗程6周。 2. 青霉素G,IV,30万U/(kg·d),q4~6 h,疗程6周。 3. 青霉素G或头孢曲松+庆大霉素,IM或IV,6 mg/(kg·d),q8 h(疗程前2周),疗程6周。	在人工瓣膜或材料心内膜炎治疗的前2周,可选择联合庆大霉素,整个治疗疗程6周。
	草绿色链球菌青霉素相对耐药	1. 青霉素G,IV,30万U/(kg·d),q4~6 h,疗程6周。 2. 头孢曲松,IV,100 mg/kg,q24 h,疗程6周。	1. 获得链球菌对治疗用抗生素的MIC,基于预期或测量的抗生素血药浓度,评估药效学,即在给药间隔期间,青霉素或头孢曲松的浓度

(续表 1.7)

临床分类	临床诊断	推荐治疗	注意事项
		3. 合并使用庆大霉素,IM 或 IV,6 mg/(kg·d),q8 h,疗程 6 周。	仍高于微生物 MIC 的能力。 2. 庆大霉素用于治疗相对耐药菌株引起的人工瓣膜或材料心内膜炎的疗程为 6 周。
	肠球菌(剂量参考自体瓣膜相关心内膜炎的治疗),特别是如果使用万古霉素,疗程至少 6 周。		
	葡萄球菌:金黄色葡萄球菌,包括 CA-MRSA、表皮葡萄球菌 如果超声心动图显示赘生物持续存在,则考虑在 6 周结束后继续治疗	1. MSSA 或 MSSE:萘夫西林以及苯唑西林或萘夫西林,IV,150~200 mg/(kg·d),q6 h,疗程≥6 周+庆大霉素,6 mg/(kg·d),q8 h,前 14 日。 2. CA-MRSA 或 MRSE:达托霉素,IV,8~12 mg/(kg·d),q24 h,或万古霉素,IV,40~60 mg/(kg·d),q8 h+庆大霉素,疗程≥6 周;或者加用利福平,IV,20 mg/(kg·d),q8~12 h。	达托霉素的剂量取决于年龄和体重。
	念珠菌属	1. 两性霉素 B 制剂有更多治疗经验(没有针对棘白菌素的比较试验)。 2. 第 1 日给予卡泊芬净,负荷剂量 70 mg/m^2,然后使用维持剂量 50 mg/(m^2·d);或米卡芬净 2~4 mg/(kg·d)。氟康唑的抑菌效果较差,因此不要将其作为初始治疗。	1. 预后差,治疗需要咨询感染专家,可能需要手术切除感染的瓣膜。 2. 长期抑制治疗可选用氟康唑。 3. 当超声心动图上提示病变较大时,怀疑念珠菌赘生物。

(续表 1.7)

临床分类	临床诊断	推荐治疗	注意事项
	培养阴性人工瓣膜心内膜炎:疗程至少 6 周。		
	高危患者:涉及牙齿牙龈或牙周区域操作的牙科手术	术前 60 分钟,阿莫西林,PO,50 mg/kg 或术前 30~60 分钟,氨苄西林或头孢曲松或头孢唑林,IM 或 IV,剂量均为 50 mg/kg。	如果青霉素过敏:可使用克林霉素,PO,20 mg/kg(60 分钟前)或 IV(30 分钟前);或术前 60 分钟,阿奇霉素 15 mg/kg 或克拉霉素 15 mg/kg,支持替代方案的数据很少。
Lemierre 综合征	(主要是坏死梭杆菌,也有 MRSA 引起的新报道。咽炎伴颈内静脉脓毒性血栓形成、咽峡后脓毒症、坏死杆菌病)	1. 经验治疗:美罗培南,60 mg/(kg·d),q8 h [或 120 mg/(kg·d),q8 h,用于中枢神经系统转移灶];或头孢曲松,100 mg/(kg·d),q24 h+甲硝唑,40 mg/(kg·d),q8 h 或克林霉素,40 mg/(kg·d),q6 h。 2. 如果克林霉素不在治疗方案中,但怀疑是 MRSA 感染,则考虑经验性加用万古霉素。	1. 有报道称,其他药物无效时,甲硝唑可能有效。 2. 经常需要抗凝治疗。 3. 在积极、适当地治疗后,转移性和复发性脓肿仍经常发生,需要多次清创和长期抗生素治疗。治疗至 CRP、ESR 水平恢复正常。
化脓性心包炎	经验性[急性、细菌性:金黄色葡萄球菌(包括 MRSA)、A 族链球菌、肺炎链球菌、脑膜炎球菌。未获得免疫儿童:B 型流感嗜血杆菌]	1. 万古霉素,IV,40 mg/(kg·d),q8 h+头孢曲松,50~75 mg/(kg·d),q24 h。 2. 头孢洛林:2~<6 月龄,IV,30 mg/(kg·d),q8 h;≥6 月龄,IV,45 mg/(kg·d),q8 h(单次最大剂量 600 mg)。	1. 如疑似葡萄球菌感染,可加用庆大霉素。 2. 随着对肺炎链球菌和 B 型流感嗜血杆菌的免疫接种,这两种病原菌越来越少见。 3. 心包穿刺术是诊断必不可少的。 4. 心包开窗引流术或心包切除术对防止心包填塞很重要。

(续表 1.7)

临床分类	临床诊断	推荐治疗	注意事项
	金黄色葡萄球菌	1. MSSA:引流术后使用苯唑西林或萘夫西林,IV,150~200 mg/(kg·d),q6 h 或头孢唑林,IV,100 mg/(kg·d),q8 h;疗程 2~3 周。 2. CA-MRSA:引流术后使用万古霉素或头孢洛林,疗程 3~4 周。	继续庆大霉素治疗;考虑组织渗透特性,在严重病例中可使用利福平。
	未免疫儿童中的 B 型流感嗜血杆菌	头孢曲松,50 mg/(kg·d),q24 h,疗程 10~14 日。	氨苄西林用于 β-内酰胺酶阴性菌株。
	肺炎链球菌、脑膜炎球菌、A 族链球菌	青霉素 G,IV 或 IM,20 万 U/(kg·d),q6 h,疗程 10~14 日或头孢曲松,50 mg/kg,q24 h,疗程 10~14 日。	头孢曲松治疗青霉素不敏感的肺炎链球菌。
	大肠埃希菌	头孢曲松,50~75 mg/(kg·d),q24 h,疗程 ≥3 周。	根据药敏试验结果选择替代药物;对于肠杆菌属、沙雷菌属或柠檬酸杆菌属,使用头孢吡肟或美罗培南。对于产 ESBL 的大肠埃希菌或克雷伯菌,也可使用碳青霉烯类。
	结核性	异烟肼,PO 或 IV,10~15 mg/(kg·d)(最大剂量 300 mg),q24 h,疗程 6 个月+利福平,PO 或 IV,10~20 mg/(kg·d)(最大剂	1. 目前的指南并不建议常规使用激素。然而,对于限制性心包炎的高危人群,仍建议使用激素。

(续表1.7)

临床分类	临床诊断	推荐治疗	注意事项
		量600 mg),q24 h,疗程6个月。前2个月,可加用吡嗪酰胺,PO,20~40 mg/(kg·d),q24 h;如果怀疑多药耐药,还可加用乙胺丁醇,PO,20 mg/(kg·d),q24 h。	2. 对于儿童:泼尼松,2 mg/(kg·d),使用4周;0.5 mg/(kg·d),使用4周;0.25 mg/(kg·d),持续2周;0.1 mg/(kg·d),持续1周。

注:心内膜炎手术指征包括难治性心力衰竭;持续感染;大的赘生物;外周栓塞;瓣膜裂开、穿孔、破裂或瘘,或大的瓣周脓肿。根据近期手术、既往抗生素治疗和可能的菌血症进入部位(皮肤、口咽和呼吸道、胃肠道),考虑社区获得性与医院获得性的病原菌。患有先天性心脏病儿童的心血管血流会产生更多的涡流,这增加了血管内感染的风险。美国和欧盟发布类似的指导方针。导管置入牛颈静脉瓣膜似乎增加了感染风险。免疫功能低下的宿主可能因各种细菌、真菌和分枝杆菌而发展成菌血症。关于新生儿、婴儿和儿童心内膜炎治疗的前瞻性对照数据非常有限,提供的许多建议是从成人(存在一定程度的证据)或其他侵袭性菌血症感染中推断的。

心内膜炎预防:因为牙科或胃肠道手术很少引起心内膜炎和手术预防仅可预防极少数病例,所以使用抗生素的风险大于获益。目前建议预防的最高风险疾病:①人工心脏瓣膜(或用于修复瓣膜的人工材料);②既往心内膜炎;③紫绀型先天性心脏病未修复(或用分流管和导管姑息性修复);④被修复但在修复部位邻近假体材料处存在缺陷的先天性心脏病;⑤先天性心脏病修补术后6个月内用人工材料进行完全修补;⑥心脏移植患者合并瓣膜病。对于患有自体瓣膜疾病的儿童,不需要常规预防。

不同的胃肠道感染的推荐治疗和注意事项(表1.8)。

表1.8 胃肠道感染的推荐治疗和注意事项

临床分类	临床诊断	推荐治疗	注意事项
腹泻或胃肠炎	美国社区相关性腹泻的经验性治疗[大肠埃希菌(STEC,包括O157:H7菌株和ETEC),沙门菌,弯曲杆菌和志贺菌占优势;耶尔森菌和寄生虫<5%。然而,病毒性病原体更为常见,尤其对小于3岁的儿童而言。	1. 阿奇霉素,10 mg/kg,qd,疗程3日。环丙沙星,PO,30 mg/(kg·d),bid,疗程3日。头孢克肟,PO,8 mg/(kg·d),qd。 2. 对于产志贺毒素大肠埃希菌O157:H7菌株导致的感染,建议暂不治疗。	1. 替代方案是第三代头孢菌素(如头孢曲松),已被证明对单纯的伤寒沙门菌感染有效。 2. 利福昔明,600 mg/d,tid,用于11岁以下儿童无发热、无血性腹泻。 3. 现有O157:H7菌株治疗的回顾性数据(包括阿奇霉素治疗的回顾性数据)支持显示,可治疗或可不治疗。
	旅行者腹泻中经验性治疗(大肠埃希菌、弯曲杆菌、沙门菌、志贺菌,以及许多其他病原体,包括原生动物)。	1. 对于轻度腹泻,不建议使用抗生素。 2. 阿奇霉素,10 mg/kg,qd,疗程1~3日。 3. 利福昔明,PO,200 mg,tid,疗程3日(年龄≥12岁)。 4. 环丙沙星,PO,30 mg/(kg·d),疗程3日。	1. 大肠埃希菌、弯曲杆菌、沙门菌和志贺菌的药敏情况因国家而异,对常用抗生素的耐药性日益增加;检查疾病预防控制中心和国家特定数据,了解出发或返回的旅行者。鉴于耐喹诺酮弯曲杆菌的高流行率,前往东南亚地区的腹泻旅行者首选阿奇霉素而不是环丙沙星。 2. 利福昔明是一种不可吸收的利福霉素,治疗侵袭性血性细菌性肠炎的效果不如环丙沙星;利福昔明对志贺菌、沙门菌和弯曲杆菌也可能

(续表 1.8)

临床分类	临床诊断	推荐治疗	注意事项
			不如其他药物有效。一种缓释制剂被批准用于治疗≥18岁的成人旅行者腹泻。 3. 对于旅行并服用抗生素(主要是氟喹诺酮类药物)的成年人,返回家中时 ESBL 阳性大肠埃希菌感染发生得更为频繁。 4. 对于儿童,不建议使用洛哌丁胺(抗运动)作为辅助治疗,仅用于无发热、无血性腹泻。可使症状性疾病疗程缩短约 24 小时。
旅行者腹泻:预防		预防:与长期预防相比,患病早期使用先前列出的药物进行自我治疗效果更佳,但在高风险地区短期(14日)访问时可使用预防药物:利福昔明(大龄儿童),阿奇霉素。由于潜在的软骨毒性,氟喹诺酮类药物不应用于预防。	
嗜水气单胞菌嗜水亚种		环丙沙星,PO,30 mg/(kg·d),疗程 5 日。 头孢克肟,PO,8 mg/(kg·d),疗程 1 日。	1. 并非所有菌株都会产生肠毒素和引发腹泻。 2. 甲氧苄啶或 SMZ 的耐药率为 10%~15%。根据体外药敏结果选择最窄谱药物。
空肠弯曲杆菌		阿奇霉素,10 mg/(kg·d),疗程 3 日。 红霉素,40 mg/(kg·d),疗程 5 日。	1. 替代药物:多西环素或环丙沙星(泰国、印度和美国氟喹诺酮类药

(续表1.8)

临床分类	临床诊断	推荐治疗	注意事项
			物的耐药率很高)。 2. 单剂量阿奇霉素(1g,1次)对成人有效。
	霍乱	阿奇霉素,20 mg/kg,qd。 红霉素,PO,50 mg/(kg·d),疗程3日。 多西环素,PO,4.4 mg/(kg·d)(最大剂量200 mg/d),bid,适用于所有年龄。	环丙沙星或TMP-SMZ(如敏感)。
	艰难梭菌(原梭菌,抗生素相关性结肠炎)	按严重程度:轻中度,甲硝唑,PO,30 mg/(kg·d);中重度,万古霉素,PO,40 mg/(kg·d),疗程7日。 按复杂程度分层治疗:严重和复杂或全身,万古霉素(PO)和甲硝唑(IV);可考虑万古霉素灌肠(500 mg/100 mL NS,q8 h)直至病情好转; 对于复发性难辨梭菌肠炎,考虑脉冲治疗(1周开或1周停,3~4个周期)或延长减量治疗。	1. 可以尝试停用可能导致难辨梭菌感染的抗生素。 2. 万古霉素对严重感染更有效。 3. 非达霉素被批准用于成人和6月龄以下儿童。 4. 许多婴儿和儿童可能有艰难梭菌无症状定植。 5. 患有多种合并症的儿童复发风险较高。 6. 粪菌移植可治疗复发性肠炎药物治疗失败者。
大肠埃希菌	产肠毒素(大多数旅行者腹泻的病因)	阿奇霉素,10 mg/kg,qd,疗程3日。 环丙沙星,PO,30 mg/(kg·d),bid,疗程3日。	1. 大多数疾病是短暂的、自限性的,可能不需要治疗。 2. 替代方案:利福昔明,600 mg/d,分

(续表1.8)

临床分类	临床诊断	推荐治疗	注意事项
		头孢克肟,PO,8 mg/(kg·d),qd,疗程3日。	次服用,疗程3日(用于12岁以上儿童无发热、无血性腹泻,因为利福昔明不能被全身吸收);TMP或SMZ。 3. 耐药性在世界范围内不断增加。
	肠出血性[O157:H7;产志贺毒素大肠埃希菌(溶血性尿毒综合征的病因)]	对于治疗产志贺毒素大肠埃希菌O157:H7菌株,不推荐药物治疗。现有O157:H7菌株治疗的回顾性数据(包括阿奇霉素治疗的回顾性数据)支持不治疗或治疗。	1. 动物模型数据表明,某些抗生素(如利福霉素)比氟喹诺酮类药物更不会增加毒素的产生。 2. 结肠黏膜损伤可能导致侵袭性细菌性结肠炎,需要抗菌治疗。
	胃炎、消化性溃疡(幽门螺杆菌)	低克拉霉素耐药地区的三联药治疗: 克拉霉素(每次7.5 mg/kg,2~3次/日)、阿莫西林(PO,每次40 mg/kg,最大剂量1 g)和奥美拉唑(每次0.5 mg/kg,bid,疗程14日)。 或在先前描述的方案中加入甲硝唑[15 mg/(kg·d),bid]的四联治疗。	1. 在一些地区,对克拉霉素的耐药率高达20%。 2. 如果可能存在克拉霉素耐药,目前的经验治疗方法:推荐使用质子泵抑制剂、阿莫西林和甲硝唑进行14日的三联治疗,或加铋剂以形成四联治疗。 3. 已有甲硝唑耐药性的相关报道。 4. 当成人对克拉霉素产生耐药,可以考虑以氟喹诺酮为基础的治疗组合。

(续表1.8)

临床分类	临床诊断	推荐治疗	注意事项
	贾第虫病(见第五章)	替硝唑(≥3岁):50 mg/(kg·d),最大剂量2 g,疗程1日。 硝唑尼特:12~47个月,PO,与食物一起服用,每剂100 mg,疗程3日;4~11岁,每剂200 mg,疗程3日;≥12岁,1片,每剂500 mg,疗程3日。	1. 如果治疗不成功,同一药物再加一个疗程通常是可治愈的。 2. 替代药品:甲硝唑,PO,20~30 mg/(kg·d),疗程7~10日或巴龙霉素、阿苯达唑、甲苯达唑、呋喃唑酮。 3. 对于免疫功能低下的患者(如低γ球蛋白血症),可能需要延长或联合用药疗程。 4. 通常不建议治疗无症状携带者。
沙门菌病(见本表腹泻部分和第十一章的旅行者腹泻预防)。			
非伤寒菌株		1. 通常对免疫功能正常的儿童的自限性腹泻无效。例如,腹泻在获得培养结果时通常已大大改善。 2. 治疗持续有感染症状的患者和3月龄以下的婴儿(发生菌血症的风险更高): 阿奇霉素,PO,10 mg/kg,qd,疗程3日; 头孢曲松,IV或IM,75 mg/(kg·d),qd,疗程5日; 头孢克肟,PO,20~30 mg/(kg·d),疗程5~7日; 对于敏感菌株,可考虑TMP-SMZ[8 mg/(kg·d),疗程14日]。	1. 替代方案:环丙沙星,PO,30 mg/kg,疗程5日。 2. 在接受治疗的儿童中,菌株的携带时间可能会延长。 3. 对于菌血症治疗,在继发部位感染(骨或关节、肝或脾、中枢神经系统等)排除的情况下,初始治疗方案可选用头孢曲松肌注或静滴,整个疗程7~10日。

(续表1.8)

临床分类	临床诊断	推荐治疗	注意事项
	伤寒	1. 阿奇霉素,20 mg/kg,qd,疗程5日； 头孢曲松,IV 或 IM,75 mg/(kg·d),qd,疗程5日； 头孢克肟,PO,20~30 mg/(kg·d),bid,疗程14日。 2. 敏感菌株:氨苄西林或TMP-SMZ,PO,8 mg/(kg·d),bid,疗程14日。	1. 头孢菌素耐药性增加。对于新出现的耐多药菌株,可能需要长时间的静脉治疗。 2. 阿莫西林在结肠腔内浓度或细胞内浓度较低。 3. 局灶性侵袭性疾病(如骨髓炎)疗程延长。 4. 替代方案:环丙沙星,PO,30 mg/(kg·d),bid,疗程5~7日。
	志贺菌病	1. 轻度发作者不需要治疗。 2. 阿奇霉素,PO,10 mg/(kg·d),疗程3日； 环丙沙星,PO,30 mg/(kg·d),bid,疗程3~5日； 头孢克肟,PO,8 mg/(kg·d),qd,疗程5日。	1. 敏感菌株的替代方案:TMP-SMZ[8 mg/(kg·d),疗程5日]或氨苄西林(不是阿莫西林)。 2. 头孢曲松,IM,50 mg/(kg·d),如果需要静脉注射,则疗程2~5日。 3. 避免使用抗肠道蠕动药物。 4. 对于病情正在改善的患儿,通常并不需要加速恢复,但一些专家会采取相应治疗。
	小肠结肠炎耶尔森菌	1. 轻度患者可考虑不进行抗菌治疗。 2. TMP-SMZ(PO或IV)或环丙沙星(PO或IV)。 3. 重症感染:头孢曲松+庆大霉素,IV。	1. 氨苄西林的耐药性高。 2. 可参照儿童的阑尾炎给药方案。 3. 口服治疗的临床资料有限。

(续表1.8)

临床分类	临床诊断	推荐治疗	注意事项
腹腔内感染（脓肿、继发于肠道或阑尾内容物的腹膜炎）	阑尾炎，肠道相关（肠内革兰阴性杆菌，拟杆菌，肠球菌，假单胞菌）	1. 控制源头对治疗这种感染至关重要。最新数据表明，病例分层对于评估手术和药物治疗对结果的影响很重要，仅使用"一刀切"的抗生素推荐可能不是最好的方法。 2. 美罗培南, 60 mg/(kg·d), tid；亚胺培南, 60 mg/(kg·d), qid；哌拉西林他唑巴坦, 240 mg/(kg·d), 哌拉西林, qid。对于源头控制充分的患者，疗程4～5日；如果怀疑持续腹内脓肿，疗程≥7～10日。 3. 在30%的儿童患者中发现假单胞菌，提示可考虑使用经验性抗假单胞菌药物（最好是具有厌氧活性的药物），如碳青霉烯类或哌拉西林他唑巴坦，除非手术在引流或源头控制方面非常有效（庆大霉素在脓肿中没有活性）。	1. 许多其他的治疗方法也可能有效。由于回顾性数据来自不同的中心，不同医院的患者群体、疾病程度和手术治疗方法并没有标准化，因此在A机构起作用的抗生素在B机构可能没有那么有效。 2. 备选方案：氨苄西林[150 mg/(kg·d), tid]、庆大霉素[IV或IM, 6～7.5 mg/(kg·d), tid]和甲硝唑[IV, 40 mg/(kg·d), tid]；或者头孢曲松(50 mg/kg, qd)联合甲硝唑[IV, 40 mg/(kg·d), tid]。 3. 当临床改善时，特别是当口服治疗可以有效清除最突出的侵袭性培养病原体时，可考虑门诊静脉治疗或口服药物治疗。
	结核病，腹部（牛分枝杆菌，来自美国未经巴氏消毒的乳制品，在世界部分地区，作为结核分枝杆菌引起的系统性结核病的并发症）	1. 异烟肼, PO, 10～15 mg/(kg·d)（最大剂量300 mg）, qd, 疗程6～9个月；利福平, PO, 10～20 mg/(kg·d)（最大剂量600 mg）, qd, 疗程6～9个月。 2. 一些专家建议在经验疗法中常规使用乙胺丁醇。 3. 牛结核分枝杆菌对吡嗪酰胺具有耐药性。	1. 皮质类固醇已被常规用作辅助治疗，以降低炎症的发病率。 2. 优先直接观察治疗；治疗2周后，可改为每周2次给药，异烟肼药量加倍（最大剂量900 mg）；利福平剂量保持不变[10～20 mg/(kg·d), 最大剂量600 mg]。

(续表1.8)

临床分类	临床诊断	推荐治疗	注意事项
		4. 如果存在多药耐药的危险因素(例如,对先前治疗的依从性差),应补充乙胺丁醇[PO,20 mg/(kg·d),qd]或氟喹诺酮类药物(莫西沙星或左氧氟沙星)。	3. ≤2岁伴有活动性疾病的儿童应行头部LP-CT检查,以排除隐蔽性并发中枢神经系统感染。 4. 在儿童6个月和9个月的治疗过程中,未见前瞻性比较数据。
	直肠周围脓肿(以拟杆菌、其他厌氧菌、肠杆菌和金黄色葡萄球菌为主)	克林霉素[IV,30~40 mg/(kg·d),tid]和头孢曲松或庆大霉素。	1. 单纯手术引流可治愈。随着社区大肠埃希菌分离株对头孢菌素耐药性的上升,关注用药敏感性变得越来越重要。 2. 可能提示炎症性肠病。
腹膜炎	腹膜透析留置导管感染(葡萄球菌、肠内革兰阴性杆菌、酵母菌)	给予较大的负荷剂量后,在透析液中添加抗生素,其浓度接近全身性疾病的血清中所达到的浓度(例如,庆大霉素 4 μ/mL,万古霉素 25 μ/mL,头孢唑林 125 μ/mL,环丙沙星 25 μ/mL)。	基于腹膜液分离菌选择抗生素;如果伴有菌血症或真菌血症,则全身性使用抗生素。
	原发性(肺炎链球菌或A族链球菌)	头孢曲松,50 mg/(kg·d),qd;如果青霉素敏感,则用青霉素G,IV,15万U/(kg·d),qid。疗程7~10日。	根据培养和药敏试验使用其他抗生素。自发性肺炎链球菌性腹膜炎目前在接种PCV13疫苗的儿童中并不常见。

注:关于大肠埃希菌和腹泻疾病的说明。不同地区对大肠埃希菌的抗生素敏感性差异很大。对于轻中度疾病,可将TMP-SMZ作为初始治疗,但对于较严重的疾病和TMP-SMZ耐药率为10%~20%的部位,应使用阿奇霉素、口服第三代头孢菌素(如头孢

克肟、头孢地尼、头孢布烯)或环丙沙星。建议对重大疾病进行传统培养和抗生素药敏试验诊断。新的分子检测,特别是多重PCR检测可在市场上获得,对诊断特定病原体非常有帮助,但不能提供易感性信息。

不同的生殖和泌尿系统感染的推荐治疗和注意事项(表1.9)。

表1.9 生殖和泌尿系统感染的推荐治疗和注意事项

临床分类	临床诊断	推荐治疗	注意事项
	软下疳(杜克雷伊嗜血杆菌)	阿奇霉素,PO,单次剂量1 g;头孢曲松,IM,单次剂量250 mg。	备选:红霉素,PO,1.5 g/d,tid,疗程7日;环丙沙星,PO,1000 mg/d,bid,疗程3日。
	沙眼衣原体(宫颈炎,尿道炎)	阿奇霉素,PO,单次剂量20 mg/kg(最大剂量1 g);多西环素(>7岁),PO,4.4 mg/(kg·d)(最大剂量200 mg/d),bid,疗程7日。	备选:红霉素,PO,2 g/d,qid,疗程7日;左氧氟沙星,PO,每次500 mg,qd,疗程7日。
	附睾炎(伴尿培养阳性和性传播感染)	头孢曲松,50 mg/(kg·d),qd,疗程7~10日;多西环素(大年龄儿童),200 mg/d,bid,疗程10日。	相关儿童微生物学研究不足;在婴儿中,也与泌尿生殖道异常有关。病毒后炎症可能是男孩附睾炎的病因之一。治疗婴儿金黄色葡萄球菌和大肠感染;可自行消退;在性传播感染中,治疗衣原体和淋球菌。
	淋病	抗生素耐药是一个持续存在的问题,新的数据表明全球出现阿奇霉素耐药。	
	新生儿	见第十章。	

(续表1.9)

临床分类	临床诊断	推荐治疗	注意事项
	生殖器感染(无并发症的外阴阴道炎、宫颈炎、尿道炎或直肠炎和咽炎)	新的CDC指南治疗奈瑟淋球菌。 头孢曲松,IV或IM,单次剂量25~50 mg/kg(≤45 kg,最大剂量250 mg;>45 kg,最大剂量500 mg)。 成人:CDC不再推荐使用阿奇霉素(PO,单次剂量1 g),尽管对于大多数青少年,阿奇霉素应该仍然有效。如果未用阿奇霉素,可能合并衣原体感染,推荐使用多西环素,200 mg/d,bid,疗程7日。	奈瑟淋球菌,增加头孢曲松剂量,反映体外敏感性小幅下降;不再推荐阿奇霉素,总体上4%的菌株具有耐药性,但在男男性行为者分离株中发现了最高的耐药率。 如果没有头孢曲松,给予庆大霉素,IM,单次剂量240 mg+阿奇霉素,PO,单次剂量2 g或者头孢克肟,PO,单次剂量800 mg。 由于耐药,不建议使用氟喹诺酮类药物。
	结膜炎	头孢曲松,IM,单次剂量1 g。	用生理盐水冲洗眼睛。
	播散性淋球菌感染	头孢曲松,IM或IV,50 mg/(kg·d),qd(最大剂量1g)和阿奇霉素,PO,单次剂量1 g。总疗程7日。	无儿童研究:脑膜炎时需增加剂量。
	腹股沟肉芽肿[杜诺凡病;克雷伯杆菌属(原名鞘杆菌属)肉芽肿鞘杆菌]	阿奇霉素,PO,1 g,1次/周或500 mg,qd,疗程至少3周。	主要生长于印度、太平洋和非洲的热带地区。 备选:多西环素,PO,4.4 mg/kg,bid(最大剂量200 mg/d),疗程至少3周;环丙沙星,PO,每次750 mg,bid,疗程至少3周;红霉素,PO,每次500 mg,qid,疗

(续表 1.9)

临床分类	临床诊断	推荐治疗	注意事项
			程至少3周;复方SMZ,PO,每次960 mg,bid,疗程至少3周;所有治疗方案都要持续到所有病变完全愈合。
	单纯疱疹病毒,生殖器感染	阿昔洛韦,PO,每次20 mg/kg(最大剂量400 mg),tid,疗程7~10日(初发);伐昔洛韦,混悬液,PO,每次20 mg/kg(最大剂量1 g),bid,疗程7~10日(初发);泛昔洛韦,PO,每次250 mg,tid,疗程7~10日。重症感染:阿昔洛韦,IV,15 mg/(kg·d),q8 h(输注1小时),疗程7~10日。	对于反复发作:在症状开始时立即给予口服阿昔洛韦、伐昔洛韦或泛昔洛韦治疗,疗程5日。抑制性治疗:阿昔洛韦,PO,每次20 mg/kg(最大剂量400 mg),bid;泛昔洛韦,PO,每次20 mg/kg(起始最大剂量500 mg,难以控制时,最大剂量1 g),qd(在儿童中尚无长期的安全性和有效性数据)。
	性病淋巴肉芽肿(沙眼衣原体)	多西环素(>7岁),PO,4.4 mg/(kg·d)(最大剂量200 mg/d),bid,疗程21日。	备选:红霉素,PO,2 g/d,qid,疗程21日;阿奇霉素,PO,每次1 g,1次/周,疗程3周。
	盆腔炎(衣原体、淋球菌、厌氧菌)	头孢西丁,IV,每次2 g,q6 h;多西环素,PO或IV,200 mg/d,bid;头孢替坦,IV,每次2 g,q12 h和多西环素,PO或IV,每次100 mg,q12 h;克林霉素,IV,900 mg,q8 h和庆大霉素,IV或IM,每次1.5 mg/kg,q8 h,直至临床好转至少24小时。随后多西环素,PO,200 mg/d,bid(克林霉素,PO,1800 mg/d,qid,用于输卵管卵巢脓肿),疗程14日。	可选方案:头孢曲松,IM,单次剂量250 mg联合多西环素,PO,200 mg/d,bid;联用或不联用甲硝唑,PO,1 g/d,bid。疗程14日。

(续表1.9)

临床分类	临床诊断	推荐治疗	注意事项
梅毒(HIV检测)	先天性梅毒	见第十章	
	神经梅毒(脑脊液VDRL阳性或梅毒血清学诊断伴脑脊液白细胞增多症)	青霉素G注射粉剂:20万~30万U/(kg·d)(最大剂量2400万U/d),q6h,疗程10~14日。	成人:普鲁卡因青霉素G,IM,240万U/d,联合丙磺舒,PO,每次500 mg,qid,疗程10~14日;头孢曲松,IV,每次2 g,qd,疗程10~14日。
	原发性、继发性	苄星青霉素,IM,单次剂量5万U/kg(最大剂量240万U);不要使用苄星-普鲁卡因-青霉素混合物。	6个月、12个月、24个月随访血清学检查;尽管有足够的治疗方案替代青霉素,但仍有15%的患者血清呈阳性;多西环素(>7岁),PO,4.4 mg/(kg·d)(最大剂量200 mg),bid,疗程14日或头孢曲松、大剂量阿莫西林联合丙磺舒。治疗原发性或继发性梅毒的儿童应进行脑脊液检查,以排除无症状神经梅毒。HIV检测。
	梅毒病程<1年,无临床症状(早期潜伏梅毒)	苄星青霉素,IM,单次剂量5万U/kg(最大剂量240万U),1次/周,疗程3周。	如对青霉素过敏,可选择多西环素(>7岁),PO,4.4 mg/(kg·d)(最大剂量200 mg),bid,疗程14日。

(续表1.9)

临床分类	临床诊断	推荐治疗	注意事项
	梅毒病程>1年,无临床症状(晚期潜伏梅毒)或病程不详	苄星青霉素,IM,单次剂量5万U/kg(最大剂量240万U),1次/周,疗程3周。	如对青霉素过敏,可选择多西环素(>7岁),PO,4.4 mg/(kg·d)(最大剂量200 mg),bid,疗程28日。监测三期梅毒的神经系统、眼部和主动脉并发症。
阴道滴虫病		替硝唑,PO,单次剂量50 mg/kg(最大剂量2 g);甲硝唑,PO,单次剂量2 g;甲硝唑,PO,每次500 mg,bid,疗程7日(女性患者首选)。	
非淋菌性尿道炎(关于淋病治疗,请参见本章节)		阿奇霉素,PO,单次剂量20 mg/kg(最大剂量1 g);多西环素(>7岁),PO,4.4 mg/(kg·d)(最大剂量200 mg),bid,疗程7日。	红霉素、左氧氟沙星、氧氟沙星在生殖支原体中耐药率增加。
阴道炎	细菌性阴道炎	甲硝唑,PO,每次500 mg,bid,疗程7日;甲硝唑阴道凝胶(0.75%),qd,疗程5日;克林霉素阴道乳膏,疗程7日。	备选:替硝唑,PO,1g/次,qd,疗程5日;克林霉素,PO,每次300 mg,bid,疗程7日。常见复发。加德纳菌和厌氧菌协同作用所致。
	念珠菌病,外阴阴道	局部阴道乳膏、片剂或栓剂:丁康唑,克霉唑,益康唑,非替康唑,咪康唑,塞他康唑,特康唑,噻康唑,疗程3~7日;氟康唑,单次	对于无并发症的外阴阴道念珠菌病,没有明显的局部用药优势。严重急性念珠菌外阴阴道炎用氟康唑

(续表1.9)

临床分类	临床诊断	推荐治疗	注意事项
		剂量10 mg/kg(最大剂量150 mg)。	(最大剂量150 mg),每72小时1次,共2~3次。 怀孕期间避免使用唑类药物。 对于复发性疾病,考虑用局部药物或氟康唑诱导治疗10~14日,然后每周用1次氟康唑,持续6个月。
	青春期前的阴道炎	无前瞻性研究。	从统计数据来看,有症状的青春期前女孩的分泌物培养更有可能产生大肠埃希菌、肠球菌、凝固酶阴性葡萄球菌和链球菌(草绿色链球菌和A族链球菌),但这些微生物也可能存在于无症状的女孩。
	志贺杆菌	头孢克肟,PO,8 mg/(kg·d),qd,疗程5日;环丙沙星,30 mg/(kg·d),bid,疗程5日。	50%有血性分泌物;通常不伴有腹泻。
	A族链球菌	青霉素V,PO,50~75 mg/(kg·d),tid,疗程10日。	阿莫西林,PO,50~75 mg/(kg·d),tid。

不同的中枢神经系统感染的推荐治疗和注意事项(表1.10)。

表1.10 中枢神经系统感染的推荐治疗和注意事项

临床分类	临床诊断	推荐治疗	注意事项
	脑脓肿 [呼吸道菌群、皮肤菌群或肠道菌群，取决于感染的发病机制（直接延伸或菌血症）]	1. 在病因确定之前，根据患者个体评估和脑脓肿风险，对来自呼吸道、皮肤和（或）肠道的混合菌群感染采用经验性治疗。 2. 美罗培南，120 mg/(kg·d)，q8 h；或萘夫西林，IV，150~200 mg/(kg·d)，q6 h +头孢曲松，IV，100 mg/(kg·d)，q24 h +甲硝唑，IV，30 mg/(kg·d)，q8 h；疗程至引流术成功后2~3周（取决于病原体、脓肿大小和对治疗的反应）；如果不手术，则病程更长（3~6周）。通过影像科跟踪随访。	1. 直径≥2 cm的脓肿需手术治疗。 2. 对于单一病原体脓肿，使用单一药物，剂量应达到有效的中枢浓度暴露量。在脑脓肿中，血脑屏障是不完整的。 3. 如果怀疑CA-MRSA，则加用万古霉素，IV，60 mg/(kg·d)，q8 h±利福平，IV，20 mg/(kg·d)，q12 h，并等待培养结果。头孢洛林治疗MRSA颅内感染已被成功应用，尚无前瞻性数据。 4. 如果继发于慢性中耳炎，则需要在抗感染方案中加入美罗培南或头孢吡肟，以抗假单胞菌活性。 5. 对于革兰阴性肠道杆菌，需要考虑对头孢曲松耐药的产ESBL大肠埃希菌和克雷伯菌，故可使用美罗培南。
脑炎（可能是感染性或免疫介导的）	阿米巴原虫（福氏纳格里亚原虫，山梨亚巴拉木西亚原虫和棘阿米巴原虫）	两性霉素B，IV，1.5 mg/(kg·d)，q12 h，连续3日；然后1 mg/(kg·d)，连续11日；同时用两性霉素B，鞘内注射1.5 mg，qd，连用2日，再用1 mg，q24 h，连用8日；加用阿奇霉素，IV或PO，10 mg/(kg·d)（最大剂量500 mg/d），持续28日；加氟康唑，	1. 根据5名已知幸存者的治疗方案提出治疗建议。 2. 首选常规两性霉素；脂质体制剂在动物模型中的效果较差。 3. 治疗结果通常不成功；早期治疗（如果有指征，甚至在诊断确认之

(续表1.10)

临床分类	临床诊断	推荐治疗	注意事项
		IV 或 PO,10 mg/(kg·d),q24 h(最大剂量 600 mg/d),持续 28 日;加利福平,IV 或 PO,10 mg/(kg·d),q24 h(最大剂量 600 mg/d),持续 28 日;加米替福新,<45 kg,PO,50 mg,bid;≥45 kg,PO,50 mg,tid[最大剂量 2.5 mg/(kg·d)],持续 28 日;加地塞米松,0.6 mg/(kg·d),qid,持续 4 日。	前)可提高生存率。 4. 米替福新未在中国上市。
CMV		在儿童中没有很好的研究支撑。考虑更昔洛韦,IV,10 mg/(kg·d),q12 h;对于重度免疫功能低下者,加用膦甲酸,IV,180 mg/(kg·d),q8 h,疗程 3 周。	1. 进行 CMV 定量 PCR。 2. 肾功能不全时减少剂量。注意中性粒细胞减少症的出现。
肠病毒		支持性治疗;目前 FDA 尚未批准的抗病毒药物。	1. 目前正在对波卡帕韦(pocapavir)口服治疗肠道病毒(脊髓灰质炎病毒)进行研究。 2. 普可那利(pleconaril)已被评价为治疗新生儿肠病毒败血症综合征的有效药物。
EBV		1. 未进行对照试验研究。 2. 考虑用更昔洛韦,IV,10 mg/kg,q12 h 或阿昔洛韦,IV,60 mg/(kg·d),q8 h,疗程 3 周。	在脑脊液中进行 EBV 的定量 PCR;抗病毒治疗的疗效未明确定义。

(续表1.10)

临床分类	临床诊断	推荐治疗	注意事项
	单纯疱疹病毒(HSV)	≤4月龄患儿,阿昔洛韦,IV,60 mg/(kg·d),q8 h(输注1~2小时),持续21日;>4月龄患儿,IV,45 mg/(kg·d),持续21日。	1. 在第21日治疗接近结束时进行脑脊液HSV的PCR检测,并继续阿昔洛韦治疗直至PCR阴性。 2. 大剂量阿昔洛韦[60 mg/(kg·d)]在新生儿期以后的安全性尚未明确;在监测神经毒性和肾毒性的前提下可以使用;FDA已批准阿昔洛韦在此剂量下用于治疗12岁以下儿童脑炎。
	弓形虫	乙胺嘧啶,PO,2 mg/(kg·d)(最大剂量100 mg),bid,持续2日,然后PO,1 mg/(kg·d)(最大剂量50 mg/d),q24 h+磺胺嘧啶,PO,75 mg/kg,1次,随后在12小时内PO,50 mg/kg,bid(最大剂量4 g/d)和亚叶酸,PO,10~20 mg/d。	1. 病情缓解后继续治疗2周(或3~6周);同时给予激素治疗眼部或CNS感染。如果HIV阳性,则延长疗程。 2. 随餐服用乙胺嘧啶,以减少胃肠道不良反应;磺胺嘧啶应空腹用水送服。
	虫媒病毒(黄病毒-日本脑炎、寨卡病毒、西尼罗病毒、圣路易斯脑炎、蜱传脑炎;托加病毒-西部马脑炎,东部马脑炎;布尼亚病毒-拉克罗斯脑炎、加州脑炎)	支持治疗。	1. 仅用于研究(抗病毒药物、干扰素、免疫球蛋白)。 2. 目前还没有针对任何虫媒病毒(包括寨卡病毒或西尼罗病毒)的特异性抗病毒制剂。

(续表1.10)

临床分类	临床诊断	推荐治疗	注意事项
脑膜炎,细菌性,社区相关	经验治疗	头孢曲松,IV,100 mg/(kg·d),q24 h。	在抗生素治疗过程的早期,血脑屏障不具备能力,由于培养或药敏结果待定,因此要考虑药物的渗透性。
	B型流感嗜血杆菌未获得免疫儿童	头孢曲松,IV,100 mg/(kg·d),q24 h,疗程10日。	备选方案:氨苄西林,IV,200~400 mg/(kg·d),q6 h(用于β-内酰胺酶阴性菌株)
	脑膜炎链球菌(脑膜炎奈瑟菌)	青霉素G,IV,25万U/(kg·d),q4 h;或头孢曲松,IV,100 mg/(kg·d),q24 h;或头孢噻肟,IV,200 mg/(kg·d),q6 h;疗程7日。	预防脑膜炎链球菌:利福平,PO,10 mg/kg,q12 h,给药4次或头孢曲松,IM,125~250 mg,1次或环丙沙星,PO,500 mg,1次(青少年和成人)。
	新生儿	见第十章	
	肺炎链球菌	1. 对于青霉素和头孢菌素敏感菌株:青霉素G,IV,25万U/(kg·d),q4~6 h;或头孢曲松,IV,100 mg/(kg·d),q24 h。疗程10日。 2. 对于青霉素耐药肺炎链球菌(假设头孢曲松敏感):整个疗程静脉注射头孢曲松。	1. 一些肺炎链球菌可能对青霉素耐药,但对头孢曲松敏感,可以单独用头孢菌素治疗。对于罕见的头孢曲松耐药菌株,在头孢曲松中加入万古霉素(一旦怀疑或确诊耐药),疗程14日。 2. 随着目前肺炎链球菌结合疫苗的有效性,原发性细菌性脑膜炎是罕见的,青霉素耐药性已大幅下降。

(续表 1.10)

临床分类	临床诊断	推荐治疗	注意事项
	脑膜炎、结核性 （结核分枝杆菌，牛分枝杆菌）	1. 对于非免疫功能低下的儿童：异烟肼，PO 或 IV，15 mg/(kg·d)，q12~24 h+利福平，PO 或 IV，15 mg/(kg·d)，q12~24 h，疗程 12 个月+前 2 个月，吡嗪酰胺，PO，30 mg/(kg·d)，q12~24 h，加上前 4~8 周，链霉素，IV 或 IM，30 mg/(kg·d)，q12 h 或乙硫异烟胺的持续治疗；随后接受异烟肼和利福平联合治疗，总疗程至少 12 个月。 2. 链霉素或乙硫异烟胺用于儿童（主要是患有这种感染的婴儿）而不是乙胺丁醇，因为难以评估乙胺丁醇引起的视神经炎，并且可降低多重耐药菌株引起感染的风险。	1. 牛分枝杆菌对吡嗪酰胺天然耐药。 2. 抗利尿激素分泌失调引起的低钠血症很常见；梗阻性脑积水可能需要脑室引流。 3. 激素[可使用与治疗细菌性脑膜炎相同的地塞米松剂量，IV，0.6 mg/(kg·d)，q6 h]持续 4 周，直至神经系统稳定，然后用 1~3 个月，逐渐减量，以减少神经系统并发症，并通过降低梗死发生率改善预后。在逐渐减量期间，观察炎症是否出现反复；如出现，将剂量增加到先前有效水平，然后缓慢地逐渐减少。
脑室分流术后感染	经验性治疗（等待革兰染色和培养结果）	万古霉素，IV，60 mg/(kg·d)，q8 h+头孢曲松，IV，100 mg/(kg·d)，q24 h。	1. 如果革兰染色结果显示只有革兰阳性菌，可以单独使用万古霉素。 2. 如果怀疑有假单胞菌，应使用头孢吡肟、美罗培南或头孢他啶代替头孢曲松。 3. 对于产 ESBL 的革兰阴性杆菌，美罗培南应作为中枢神经系统感染的首选碳青霉烯类药物。

(续表 1.10)

临床分类	临床诊断	推荐治疗	注意事项
	表皮葡萄球菌或金黄色葡萄球菌	万古霉素（用于表皮葡萄球菌和 CA-MR-SA），IV，60 mg/（kg·d），q8 h；或萘夫西林（如果微生物敏感），150~200 mg/（kg·d）+利福平；疗程 10~14 日。	1. 对于不能耐受万古霉素的儿童，头孢洛林有成功的经验可以参考。 2. 头孢洛林：2~<6 月龄，IV，30 mg/（kg·d），q8 h（每次给药 2 小时）；≥6 月龄，IV，45 mg/（kg·d），q8 h（每次给药 2 小时）（最大单次剂量 600 mg）。 3. 利奈唑胺、达托霉素和复方 SMZ 是可能有效的选择，但数据尚不充分。
	革兰阴性杆菌	1. 经验治疗：美罗培南，IV，120 mg/（kg·d），q8 h 或头孢吡肟，IV，150 mg/（kg·d），q8 h。 2. 对于大肠埃希菌（不产 ESBLs）：头孢曲松，IV，100 mg/（kg·d），q12 h，持续至少 10~14 日，最佳疗程 21 日。	1. 移除分流器。根据药敏结果选择适当的抗生素。 2. 美罗培南、头孢曲松、头孢噻肟和头孢吡肟都在小儿脑膜炎中进行过研究。 3. 不推荐全身性庆大霉素与碳青霉烯类和头孢吡肟联合使用治疗。 4. 在已经移除分流器且开始使用抑制 ESBL 酶的抗生素的情况下，不需要氨基糖苷类常规鞘内注射。

注：儿童社区相关性细菌性脑膜炎在结合疫苗时代是相当罕见的。由非疫苗肺炎链球菌或免疫功能低下引起的儿童罕见病例仍可能发生。存在青霉素耐药肺炎链球菌的地区（>5% 的侵袭性菌株），疑似肺炎链球菌脑膜炎的初始经验治疗应使用头孢曲松和万古霉素，直至获得药敏试验结果。

地塞米松,IV,0.6 mg/(kg·d),q6 h,持续2日,作为抗生素治疗的辅助治疗,可降低成人和儿童的听力缺陷及其他神经系统后遗症(针对嗜血杆菌和肺炎链球菌,但没有在儿童中进行脑膜炎球菌或大肠埃希菌的前瞻性研究)的发生率。建议第1剂地塞米松在第1剂抗生素使用之前或同时给予;如果在抗生素使用后≥1小时给药,则可能获益甚微。

对于分流管感染,使用抗生素浸渍的分流器降低了这种感染的发生率。要想治愈,必须移除分流管,同时放置新的脑室外引流管;对于全身抗生素治疗效果不佳的患儿,应考虑脑室内注射抗生素。治疗持续时间因病原体和治疗反应而异。

不同的泌尿道感染的推荐治疗和注意事项(表1.11)。

表1.11 泌尿道感染的推荐治疗和注意事项

临床诊断	推荐治疗	注意事项
膀胱炎,急性 (大肠埃希菌)	1. 对于轻中度疾病:复方SMZ,PO,8 mg/(kg·d)(以TMP计),bid,疗程3日(见关于复方SMZ耐药性的说明),或头孢氨苄,50~75 mg/(kg·d),q8~12 h。 2. 在儿童中,对于中重度疾病,往往很难区分上尿路和下尿路感染:头孢克肟,PO,8 mg/(kg·d),qd;或头孢曲松,IM,50 mg/kg,q24 h,连续3~5日(解剖正常);治疗36~48小时后若仍有症状,继续进行培养。	1. 备选方案:阿莫西林,PO,30 mg/(kg·d),tid,或阿莫西林克拉维酸(如果敏感),PO;环丙沙星,PO,20~30 mg/(kg·d),bid,用于疑似或确定的耐药(包括产ESBL)微生物。 2. 庆大霉素是另一种选择,对大肠埃希菌具有良好的作用,但只能IM或IV,并且具有肾毒性。 3. 治疗结束后培养不是常规推荐的。
肾病综合征 大肠埃希菌及其他肠杆菌(又称局灶性细菌性肾炎)	1. 头孢曲松,IV或IM,50 mg/(kg·d),q24 h。 2. 持续时间取决于肾蜂窝织炎消退与脓肿发展情况(10~21日);对于ESBL阳性的大肠埃希菌,碳青霉烯类和氟喹诺酮类通常是有效的。	肾病综合征,一种肾盂肾炎的并发症,是一类侵袭性、突变性的肾实质感染,可演变为肾脓肿。一旦蜂窝织炎或脓肿对治疗有初步反应,则可序贯口服头孢菌素类药物继续治疗。

(续表1.11)

临床诊断	推荐治疗	注意事项
肾盂肾炎,急性（大肠埃希菌）	1. 头孢曲松,IV 或 IM,50 mg/(kg·d),q24 h 或庆大霉素,IV 或 IM,5~6 mg/(kg·d),q24 h。 2. 对于确定或疑似头孢曲松耐药的 ESBL(+)菌株,使用美罗培南(IV)、亚胺培南(IV)、厄他培南(IV)、庆大霉素(IV 或 IM)或哌拉西林他唑巴坦。 3. 临床有效后转为口服治疗;如果微生物对阿莫西林和复方 SMZ 耐药,则使用口服第一、二或第三代头孢菌素;如果对头孢菌素耐药或为假单胞菌,可使用环丙沙星,PO,30 mg/(kg·d),q12 h[最大剂量 40 mg/(kg·d)];疗程 7~14 日(取决于对治疗的反应)。	1. 对于轻至中度感染,哪怕在低至 3 月龄的婴儿中,口服抗生素治疗可能与 IV 或 IM 治疗敏感菌株一样有效。 2. 在儿童中,通常很难区分上尿路和下尿路感染。 3. 如果有菌血症,且婴儿不足 2~3 月龄,并排除脑膜炎,IV + PO 的总疗程为 14 日。 4. 任何剂量的氨基糖苷类药物的肾毒性均高于 β-内酰胺类药物,但确实有治疗效果。庆大霉素每日 1 次给药的效果优于每日 3 次给药。 5. 治疗的时间取决于感染的程度(严重肾盂肾炎有可能形成肾脓肿);没有前瞻性的数据收集能帮助判断诊断时的感染程度。早期肾蜂窝织炎疗程为 5~7 日;肾脓肿可能需要 14 日以上才能消退。
复发性尿路感染,预防	1. 仅适用于Ⅲ~Ⅴ级膀胱输尿管反流或复发性发热性 UTI 患者:复方 SMZ,PO,每次 2 mg/kg(以 TMP 计),q24 h 或呋喃妥因,PO,1~2 mg/kg,q24 h,睡前服用;使用 β-内酰胺类药物可能会产生更快的耐药性。 2. 2 月龄以下的婴儿,可使用阿莫西林、氨苄西林和头孢菌素,以防止复方 SMZ 和呋喃妥因引起严重不良反应。	1. 不建议对Ⅰ~Ⅱ级反流且无肾损害证据的患者进行预防(尽管 RIVUR 研究纳入了这些儿童,他们也可能受益,但建议早期治疗这些儿童的新发感染)。 2. 每一种抗生素最终都会产生耐药性;遵循每个患者的耐药性模式。定期尿培养是有争议的,因为没有数据来指导如何处理尿路感染复发高风险儿童的无症状细菌尿。 3. 虽然可以预防发热性尿路感染,但还不清楚是否可以预防肾瘢痕的形成。

注：大肠埃希菌是尿路感染最常见的原因，其抗生素敏感性差异很大。对于轻度疾病，如果局部敏感性≥80%，可以使用复方SMZ作为初始经验性治疗，并且20%的失败率是可接受的。大多数社区的阿莫西林耐药率>50%。对于中度至重度疾病（可能为肾盂肾炎），进行培养并开始口服第二代或第三代头孢菌素（头孢呋辛、头孢克洛、头孢丙烯、头孢克肟、头孢布烯、头孢地尼、头孢泊肟）、环丙沙星口服或头孢曲松肌肉注射。药敏试验将有助于指导医生用最适合的抗生素进行治疗。

其他系统感染的推荐治疗和注意事项（表1.12）。

表1.12 其他系统感染的推荐治疗和注意事项

临床诊断	推荐治疗	注意事项
放线菌病	青霉素G，IV，25万U/(kg·d)，q6 h；氨苄西林，IV，150 mg/(kg·d)，q8 h，直至好转（疗程通常长达6周）；长期康复治疗：青霉素V，PO，100 mg/(kg·d)（最大剂量4 g/d），疗程6~12个月。	手术清创。 备选：阿莫西林，多西环素（>7岁），克拉霉素，红霉素；头孢曲松，IM或IV；美罗培南，IV。
无形体病（人粒细胞无形体病，嗜吞噬细胞无形体）	多西环素：IV或PO，4.4 mg/(kg·d)（最大剂量200 mg），bid，疗程7~10日（不分年龄）。	对于轻度疾病，考虑利福平，PO，20 mg/(kg·d)，bid，疗程7~10日。
炭疽，败血症或肺炎，社区 vs 生化恐怖暴露（吸入性，皮肤性，胃肠道，脑膜脑炎）	社区相关性炭疽感染，阿莫西林，75 mg/(kg·d)，q8 h或多西环素（>7岁）。 生化恐怖相关的暴露（不分年龄）：环丙沙星，IV，20~30 mg/(kg·d)，q12 h；左氧氟沙星，IV，16 mg/(kg·d)，q12 h（每次不超过250 mg）；多西环素，PO，4.4 mg/(kg·d)（最大剂量200 mg），bid（不分年龄）。	生化恐怖暴露后的侵袭性感染，需要使用2~3种抗生素。 口服降阶梯治疗，口服环丙沙星或多西环素；如果敏感，可使用青霉素、阿莫西林或克林霉素。 可能需要在生化恐怖事件后进行长期的暴露后预防。
阑尾炎（见表1.8腹腔感染之阑尾炎、肠道相关）		

(续表 1.12)

临床诊断	推荐治疗	注意事项
布鲁菌病	多西环素,4.4 mg/(kg·d)(最大剂量 200 mg/d),bid(>7岁)联合利福平,15~20 mg/(kg·d),q12 h。<8岁:复方 SMZ,IV 或 PO,TMP 10 mg/(kg·d),q12 h 联合利福平,15~20 mg/(kg·d),q12 h,疗程至少 6 周。	与利福平联合治疗可降低复发风险。对于更严重的感染,联用庆大霉素,IV 或 IM,6~7.5 mg/(kg·d),q8 h,疗程 1~2 周,进一步降低复发风险,特别是心内膜炎、骨髓炎或脑膜炎。深度感染可能需要延长治疗 4~6 个月或手术清创。
猫抓病(CSD)(巴尔通体)	腺病的支持性护理(感染淋巴结的切开与引流);阿奇霉素,PO,12 mg/(kg·d),qd,疗程 5 日,可缩短腺病病程。没有关于侵入性 CSD 的前瞻性数据:庆大霉素(14 日)联合复方 SMZ、利福平治疗肝脾疾病和骨髓炎。中枢神经系统感染,使用头孢曲松联合庆大霉素±复方 SMZ。备选:环丙沙星、多西环素。	该剂量的阿奇霉素已被证明对链球菌性咽炎是安全有效的,并且可能比 Bass 等人做的阿奇霉素治疗猫抓病的前瞻性随机双盲安慰剂对照评价研究中阿奇霉素用于中耳炎的剂量提供更深层的组织暴露。
水痘或带状疱疹(水痘-带状疱疹病毒)	见第四章水痘-带状疱疹病毒。	
COVID-19(急性 SARS-CoV-2 感染)	见第四章冠状病毒(SARS-CoV-2)。	
COVID-19 MIS-C/PIMS-TS(感染后炎症综合征)	根据 CDC 的定义,必须先明确诊断。可以考虑高剂量 IVIG(1~2g/kg)。可以考虑低至中剂量的糖皮质激素。阿那白滞素可考虑用于治疗 IVIG 和糖皮质激素难治性 MIS-C 或对这些治疗有禁忌证的患者。	

(续表1.12)

临床诊断	推荐治疗	注意事项
	应使用低剂量阿司匹林[3~5 mg/(kg·d),最大剂量81 mg/d]。 患有MIS-C并有血栓或射血分数<35%的患者,应接受依诺肝素抗凝治疗。	
埃立克体病	多西环素,IV或PO,4.4 mg/(kg·d)(单次最大剂量100 mg),bid,疗程7~10日(不限年龄)。	对于轻度疾病,考虑利福平,PO,20 mg/(kg·d),bid(单次最大剂量300 mg),疗程7~10日。
发热,中性粒细胞减少患者(侵袭性感染的经验性治疗:假单胞菌、肠道革兰阴性杆菌、葡萄球菌、链球菌、酵母菌、真菌)	头孢吡肟,150 mg/(kg·d),q8 h;美罗培南,60 mg/(kg·d),q8 h;哌拉西林他唑巴坦,以哌拉西林计,>9月龄,300 mg/(kg·d),q8 h,2~9月龄,240 mg/(kg·d),q8 h;头孢他啶,IV,150 mg/(kg·d),q8 h联合妥布霉素,IV,6 mg/(kg·d),q8 h。 如怀疑MRSA或凝固酶阴性葡萄球菌(如中心导管感染),加用万古霉素,IV,40 mg/(kg·d),q8 h。 如怀疑结肠炎、头颈部感染或其他深度厌氧菌感染,头孢他啶或头孢吡肟联合甲硝唑。	备选:其他抗假单胞菌β-内酰胺类(亚胺培南)和抗葡萄球菌抗菌药物,包括抗MRSA的头孢洛林。 如果症状3~4日内没有好转,并且没有其他病因,则开始使用抗真菌药物进行经验性治疗;剂量和方案参考第三章。 如果多重耐药菌在患者体内定植或在儿童医院病房流行,则需要考虑耐药菌的病原体(产ESBL酶的大肠埃希菌和产KPC酶的克雷伯菌)的治疗代替经验性治疗。 对于培养结果阴性和密切随访的低风险患者,可使用阿莫西林克拉维酸钾和环丙沙星口服治疗,谨慎停用抗菌药物,特别是骨髓抑制没有恢复的患者。

(续表 1.12)

临床诊断	推荐治疗	注意事项
HIV 感染	见第四章。	
婴儿肉毒杆菌毒素中毒	婴儿肉毒杆菌免疫球蛋白(BabyBIG),IV,单次剂量 50 mg/kg。	应避免使用氨基糖苷类药物,会增强肉毒毒素对神经肌肉的作用。
川崎综合征	不使用抗菌药物;IVIG,单次剂量 2 g/kg;可能需要重复给药,高达 15% 的儿童在输注完 IVIG 后持续发热 24 小时。对于复发,许多儿童会在输注第 2 次 IVIG 后有反应;否则,请咨询内科医生或儿科心脏病专家。对于有动脉瘤发展高风险的患者进行糖皮质激素辅助治疗。	急性发热期,阿司匹林 80~100 mg/(kg·d),qid;一旦 24~48 小时不发热,开始低剂量[3~5 mg/(kg·d)]阿司匹林治疗 6~8 周(假设超声心动图检查正常)。 糖皮质激素、英夫利昔单抗、依那西普、钙调磷酸酶抑制剂和抗血栓治疗及甲氨蝶呤对 IVIG 耐药的川崎综合征的作用尚在研究中,一些干预措施可能会改善严重病例的结局。 英夫利昔单抗可以减轻 IVIG 无效患者的急性症状,但不能降低冠状动脉异常的风险。在另一种肿瘤坏死因子抑制剂依那西普的研究中有类似发现,在整个人群中,甚至研究中的儿童群体可能获益。
麻风病(汉森病)	氨苯砜,PO,1 mg/(kg·d)联合利福平,PO,10 mg/(kg·d),qd;多菌型麻风联合氯法齐明,PO,1 mg/(kg·d),qd。疗程 12 个月(少菌型麻风)或 24 个月(多菌型麻风)。	

(续表1.12)

临床诊断	推荐治疗	注意事项
钩端螺旋体病	青霉素G,IV,25万U/(kg·d),q6h或头孢曲松,IV或IM,50 mg/(kg·d),q24h;疗程7日。 对于所有年龄的轻症,多西环素(>7岁),PO,4.4mg/(kg·d)(最大剂量200 mg/d),bid,疗程7~10日。	备选:对于轻症,不耐受多西环素的患者,阿奇霉素,20 mg/kg(第1日),10 mg/kg(第2、3日)或阿莫西林。
莱姆病(伯氏螺旋体)	如果临床怀疑神经系统受累,需进行神经系统评估,包括腰椎穿刺。	
早期局限性疾病(游走型红斑,单发或多发)(任何年龄)	多西环素,PO,4.4 mg/(kg·d)(最大剂量200 mg/d),bid,疗程14日;阿莫西林,PO,50 mg/(kg·d)(最大剂量1.5 g/d),tid,疗程14日。	备选:头孢呋辛,PO,30 mg/(kg·d)(最大剂量1000 mg/d),bid,疗程14日或阿奇霉素,PO,10 mg/(kg·d),qd,疗程7日。
关节炎(无中枢神经系统疾病)	口服治疗参考早期局限性疾病,但是疗程为28日。	治疗后持续或复发性关节肿胀:重复口服4周抗生素疗程或头孢曲松,IV,每次50~75 mg/kg,q24h,疗程14~28日。 对于经过2个疗程的抗生素治疗后仍然存在的关节炎,使用对症治疗。
贝尔面神经麻痹	多西环素,剂量同前,疗程14日;阿莫西林的疗效未知。	除非出现中枢神经系统症状,否则通常不需要进行腰椎穿刺。预防晚期后遗症的治疗;不会对瘫痪作出快速应答。
心肌炎	口服治疗参考早期局限性疾病,疗程14日(14~21日);头孢曲松,IV,每次50~75 mg/kg,q24h,疗程14日(14~21日)。	

(续表1.12)

临床诊断	推荐治疗	注意事项
神经莱姆病	多西环素,PO,4.4 mg/(kg·d)(最大剂量200 mg/d),bid,疗程14日;头孢曲松,IV,每次50~75 mg/kg,q24 h或青霉素G,IV,30万U/(kg·d),q4 h,疗程14~21日。	
类鼻疽(类鼻疽伯克霍尔德菌)	急性脓毒症:美罗培南,75 mg/(kg·d),q8 h;头孢他啶:IV,150 mg/(kg·d),q8 h;随后予复方SMZ,PO,以TMP计10 mg/(kg·d),bid,疗程3~6个月。	备选:≤7岁,阿莫西林克拉维酸钾,以阿莫西林计,90 mg/(kg·d),tid;>7岁,多西环素;疗程20周。
非结合分枝杆菌——正常宿主的腺炎	切除通常能治愈;如果敏感,口服阿奇霉素或克拉霉素6~12周(联合或不联合利福平或乙胺丁醇)。	对于耐药性更强的微生物,其他抗生素可能有效,包括复方SMZ、氟喹诺酮类、多西环素,或肠外治疗的阿米卡星、美罗培南或头孢西丁。
非结合分枝杆菌——受损宿主的肺炎或播散性感染(HIV,干扰素-γ受体缺乏症,CF)	通常3种或4种活性药物治疗(如克拉霉素或阿奇霉素、乙胺丁醇、阿米卡星、头孢西丁或美罗培南)。也可尝试环丙沙星、复方SMZ、利福平、利奈唑胺、氯法齐明、多西环素。	脓肿分枝杆菌感染的预后尤其差。非结核分枝杆菌敏感性差异大,需进行培养。
诺卡菌病(星形诺卡菌和巴西诺卡菌)	复方SMZ:以TMP计,8 mg/(kg·d),bid或磺胺异噁唑:PO,120~150 mg/(kg·d),qid,疗程6~12周或更长。对于严重感染,特别是免疫功能低下的宿主,除了复方SMZ,加用阿米卡星,IM或IV,15~20 mg/(kg·d),q8 h或亚胺培南、美罗培南(不选择厄他培南)。对敏感菌株,可用头孢曲松。	疾病范围广,从皮肤病变到脑脓肿。有指征时,应进行手术。备选:多西环素(>7岁),阿莫西林克拉维酸钾以及利奈唑胺。免疫功能低下的儿童可能需要数月的疗程。

(续表 1.12)

临床诊断	推荐治疗	注意事项
鼠疫(鼠疫耶尔森菌)	庆大霉素,IV,7.5 mg/(kg·d),q8 h;多西环素,PO,4.4 mg/(kg·d)(最大剂量 200 mg/d),bid;环丙沙星,PO,30 mg/(kg·d),bid。 庆大霉素在脓肿中的活性较差;考虑黑死病的替代治疗方案。	
Q 热(贝氏考克斯菌)	急性期:多西环素,PO,4.4 mg/(kg·d)(最大剂量 200 mg/d),bid,疗程 14 日,适用于任何年龄段儿童。 心内膜炎和慢性疾病(持续症状 6~12 个月):>7 岁,多西环素,联合羟氯喹治疗 18~36 个月。 儿科专家建议:≤7 岁,复方 SMZ,以 TMP 计,8~10 mg/(kg·d),q12 h 联合多西环素;或左氧氟沙星联合利福平治疗 18 个月。	监测多西环素和羟氯喹在心内膜炎或慢性疾病治疗期间的血清浓度。 中枢神经系统:使用氟喹诺酮类,无前瞻性数据。根据有限的数据,克拉霉素可能是一种替代治疗方案。
落基山斑疹热(发热、向心扩散点状皮疹、立氏立克次体)	多西环素,PO,4.4 mg/(kg·d)(最大剂量 200 mg/d),bid,疗程 7~10 日,适用于任何年龄段儿童。	尽早开始经验性治疗。
破伤风(破伤风杆菌)	甲硝唑,IV 或 PO,30 mg/(kg·d),q8 h 或青霉素 G,IV,10 万 U/(kg·d),q6 h,疗程 10~14 日;破伤风免疫球蛋白,IM,500 U。	伤口清创必不可少;可用部分破伤风免疫球蛋白剂量渗入伤口,但目前没有很好的研究;如果没有 TIG,IVIG 可提供毒素抗体。 接种 Td 或 Tdap 疫苗。
中毒性休克综合征(金黄色葡萄球菌,包括 MRSA 或 A 族链球菌)	经验治疗:苯唑西林或萘夫西林,IV,150 mg/(kg·d),q6 h 联合万古霉素,IV,45 mg/(kg·d),q8 h (覆盖 MRSA),或克林霉素,30~40 mg/(kg·d),q8 h。疗程 7~10 日。	治疗初期 48~72 小时,加用克林霉素,以减少毒素产生。 头孢洛林是治疗 MRSA 的一种选择,特别是对于休克和万古霉素引起肾损伤的患者。

(续表 1.12)

临床诊断	推荐治疗	注意事项
		IVIG 可以通过结合循环毒素提供额外的治疗。 MSSA:苯唑西林或萘夫西林联合克林霉素±庆大霉素。 CA-MRSA:万古霉素联合克林霉素±庆大霉素。 A 族链球菌:青霉素 G 联合克林霉素。
兔热病(土拉热弗朗西丝菌)	庆大霉素,IM 或 IV,6~7.5 mg/(kg·d),q8 h,疗程 10~14 日。 轻症可选环丙沙星,疗程 10 日。	尽管复发率可能高于其他抗生素,但可选多西环素作为替代治疗方案。

第二章 常见细菌感染药物敏感性和选择

常见革兰阳性菌感染药物敏感性和选择（表2.1）。

表2.1 常见革兰阳性菌感染药物敏感性和选择

常见细菌	常用抗菌药物（每一类单列一种代表药物）				
	青霉素	氨苄西林或阿莫西林	阿莫西林克拉维酸	苯唑西林	头孢唑林
粪肠球菌	++	++	+	−	−
屎肠球菌	++	++	+	−	−
奴卡菌属	−	−	±	−	−
凝固酶阴性葡萄球菌	−	−	−	±	±
耐甲氧西林金黄色葡萄球菌	−	−	−	−	−
甲氧西林敏感金黄色葡萄球菌	−	−	−	++	++
肺炎链球菌	++	++	++	+	++
化脓性链球菌	++	++	++	++	++

(续表2.1)

常见细菌	常用抗菌药物（每一类单列一种代表药物）				
	万古霉素	克林霉素	利奈唑胺	达托霉素	头孢洛林
粪肠球菌	+	−	+	+	−
屎肠球菌	+	−	+	+	−
奴卡菌属	−	−	+	−	−
凝固酶阴性葡萄球菌	++	+	++	++	++
耐甲氧西林金黄色葡萄球菌	++	++	++	++	++
甲氧西林敏感金黄色葡萄球菌	++	+	++	++	++
肺炎链球菌	+	+	++	+	++
化脓性链球菌	+	++	+	++	++

注："++"＝首选；"+"＝推荐；"±"＝可能有效；"−"＝不太可能有效；空白代表未经证实。

常见革兰阴性菌感染药物敏感性和选择（表2.2）。

表2.2 常见革兰阴性菌感染药物敏感性和选择

常见细菌	常用抗菌药物（每一类单列一种代表药物）						
	氨苄西林或阿莫西林	阿莫西林克拉维酸	头孢唑林	头孢呋辛	头孢曲松	头孢他啶	头孢吡肟
不动杆菌属	−	−	−	−	+	+	+
枸橼酸杆菌属	−	−	−	+	+	+	++
肠杆菌属	−	−	−	±	+	+	++
大肠埃希菌	+	+	+	++	++	++	++
流感嗜血杆菌	+	++	+	++	++	++	++
克雷伯菌属	−	−	+	++	++	++	++
脑膜炎奈瑟菌	++	++		+	++	+	++
铜绿假单胞菌	−	−	−	−	−	+	++
沙门菌属	+	++			++	++	++
沙雷菌属	−	−	−	±	+	+	++
志贺菌属	+	++	+	+	++	++	++
嗜麦芽窄食单胞菌	−	−	−	−	−	+	±

(续表2.2)

常见细菌	常用抗菌药物（每一类单列一种代表药物）					
	美罗培南或亚胺培南	头孢他啶阿维巴坦	哌拉西林他唑巴坦	SMZ-TMP	环丙沙星	庆大霉素
不动杆菌属	+	+	+	+	+	−
枸橼酸杆菌属	++	++	+	++	++	+
肠杆菌属	++	++	+	++	++	+
大肠埃希菌	++	++	++	+	++	+
流感嗜血杆菌	++	++	++	++	++	±
克雷伯菌属	++	++	++	++	++	++
脑膜炎奈瑟菌	++	+	++		+	
铜绿假单胞菌	++	++	++	−	++	+
沙门菌属	++	++	++	++	++	+
沙雷菌属	++	++	+	++	++	++
志贺菌属	++	++	++	±	++	
嗜麦芽窄食单胞菌	−	+	±	++	+	−

注："++"=首选；"+"=推荐；"±"=可能有效；"−"=不太可能有效；空白代表未经证实。

常见厌氧菌感染药物敏感性和选择(表2.3)。

表2.3 常见厌氧菌感染药物敏感性和选择

常见细菌	常用抗菌药物（每一类单列一种代表药物）					
	青霉素	氨苄西林或阿莫西林	阿莫西林克拉维酸	头孢唑林	头孢西丁	头孢曲松或头孢吡肟
厌氧链球菌	++	++	++	++	++	++
脆弱拟杆菌	±	±	++	−	+	−
梭菌（如破伤风杆菌、产气荚膜梭菌）	++	++	++		+	±
艰难梭菌	−	−	−		−	−

常见细菌	常用抗菌药物（每一类单列一种代表药物）				
	美罗培南或亚胺培南	哌拉西林或他唑巴坦	甲硝唑	克林霉素	万古霉素
厌氧链球菌	++	++	++	++	++
脆弱拟杆菌	++	++	++	+	
梭菌（如破伤风杆菌、产气荚膜梭菌）	++	++	++	+	++
艰难梭菌			++	−	++

注："++"=首选；"+"=推荐；"±"=可能有效；"−"=不太可能有效；空白代表未经证实。

第三章　常见真菌感染的药物治疗

常用真菌药物抗菌谱(表3.1)。

表3.1　常用真菌药物抗菌谱

真菌种类	两性霉素B	氟康唑	伊曲康唑	伏立康唑	泊沙康唑	艾沙康唑	氟胞嘧啶	棘白霉素类
热焦曲霉	++	−	−	−	−	−	−	++
烟曲霉	+	−	±	++	+	++	−	+
土曲霉	−	−	+	++	+	++	−	+
皮炎芽生霉菌	++	+	++	+	+	+	−	−
白色念珠菌	+	++	+	+	+	+	+	++
耳念珠菌	±	−	±	±	+	+	±	++
光滑念珠菌	+	−	±	±	±	±	+	±
季也蒙念珠菌	+	±	+	+	+	+	+	±
克柔念珠菌	+	−	−	+	+	+	+	++
葡萄牙念珠菌	−	++	+	+	+	+	+	+
近平滑念珠菌	++	++	+	+	+	+	+	+

(续表3.1)

真菌种类	两性霉素B	氟康唑	伊曲康唑	伏立康唑	泊沙康唑	艾沙康唑	氟胞嘧啶	棘白霉素类
热带念珠菌	+	+	+	+	+	+	+	++
粗球孢子菌	++	++	+	+	++	+	-	-
隐球菌属	++	+	+	+	+	+	++	-
镰刀菌属	±	-	-	++	+	+		
荚膜组织胞浆菌	++	+	++	+	+	+		
多育节荚孢霉（旧称多育赛多孢子菌）	-	-	±	±	±	±		±
毛霉菌属	++	-	±	-	+	++	-	-
副球孢子菌属	+	+	++	+	+	+		
青霉属	±		++	+				
根霉属	++	-	-	-	+	+		
尖端赛多孢子菌	-	-	±	+	+	+		±
孢子丝菌属	+	+	++	+				
毛孢子菌属	-	+	+	++	+	+	-	-

注："++"=首选；"+"=推荐；"±"=可能有效（见下文进一步讨论）；"-"=不太可能有效；空白代表未经证实。

第四章 常见病毒感染的药物治疗

常用抗病毒药物对病毒的敏感性和选择(表4.1)。

表4.1 常用抗病毒药物对病毒的敏感性和选择

病毒名称	阿昔洛韦	巴洛沙韦	西多福韦	泛昔洛韦	膦甲酸钠	更昔洛韦
巨细胞病毒			+		+	+
单纯疱疹病毒	++			+	+	+
甲型和乙型流感病毒		+				
水痘-带状疱疹病毒	++			+	+	+

病毒名称	莱特莫韦	奥司他韦	帕拉米韦	伐昔洛韦	缬更昔洛韦	扎那米韦
巨细胞病毒	+				++	−
单纯疱疹病毒				++	+	
甲型和乙型流感病毒		++	+			+
水痘-带状疱疹病毒				++		

注:"++"=首选;"+"=可选;"±"=可能有效(见下文进一步讨论);"−"=可能无效;空白代表未经证实。

各类常见病毒感染的药物治疗(表4.2)。

表4.2　各类常见病毒感染的药物治疗

感染病原	临床分类	治疗方案	备注
腺病毒（肺炎或是免疫功能抑制患者中的播散性感染）		1. 体外敏感的药物有西多福韦和利巴韦林，但是并无前瞻性的临床研究数据，且两种药物均毒性较大。 2. 临床目前使用西多福韦治疗方案：① 静脉滴注，每次 5 mg/kg，每周 1 次；② 静脉滴注，每次 1~1.5 mg/kg，每周 3 次。	静脉滴注西多福韦时，需保证使用者水化和服用丙磺舒，以减轻肾脏损害。
SARS-CoV-2		1. 瑞德西韦（已批准）。 成人和≥12 岁儿童，体重≥40 kg：第 1 日给予单次负荷剂量 200 mg，随后维持剂量 100 mg，qd，持续 9 日（如果患者需要有创机械通气或 ECMO，总疗程为 10 日）或持续 4 日（如果患者不需要机械通气或 ECMO，总疗程为 5 日）。 2. 瑞德西韦（紧急使用授权）。 <12 岁儿童或体重 3.5~40 kg：第 1 日给予单次负荷剂量 5.0 mg/kg，随后维持剂量为 2.5 mg/kg，qd，持续 9 日（如果患者需要有创机械通气或 ECMO，总疗程为 10 日）或持续 4 日（如果患者不需要机械通气或 ECMO，总疗程为 5 日）。	包括新生儿在内的所有儿科年龄组的适宜剂量研究仍在进行中。

(续表 4.2)

感染病原	临床分类	治疗方案	备注
巨细胞病毒	免疫功能低下（艾滋病、化疗、移植相关）	1. 诱导治疗:更昔洛韦,每次 5 mg/kg,q12 h,静脉滴注,持续 14~21 日（可增加至每次 7.5 mg/kg,q12 h,IV)。 2. 维持剂量:每次 5 mg/kg,qd,静脉滴注,1 周 5~7 日。持续时间取决于免疫抑制程度。 3. 巨细胞病毒高免疫球蛋白,可降低骨髓移植患者巨细胞病毒肺炎的发病率。	1. 更昔洛韦耐药菌株可使用膦甲酸钠或西多福韦;对于接受 HAART 的 HIV 阳性儿童,巨细胞病毒可能在没有抗病毒治疗的情况下消退。 2. 用于预防移植后 100~120 日的巨细胞病毒感染。 3. 儿童使用缬更昔洛韦治疗视网膜炎的数据尚不清楚,但视网膜炎有所改善后,可以考虑从静脉注射更昔洛韦过渡到口服缬更昔洛韦。口服缬更昔洛韦剂量:婴幼儿[32 mg/(kg·d),分 2 次口服]和儿童,按体表面积给药,剂量(mg)= 7×体表面积×CrCl。
	免疫功能不全的感染预防	1. 更昔洛韦,5 mg/kg,qd(或每周 3 次),静脉滴注(干细胞移植患者从移植开始)。 2. 用于 CMV 抗体阳性且有严重免疫抑制（≥6 岁儿童,CD4 计数<50/mm³;<6 岁儿童,CD4 百分比<5%)的 4 月龄至 16 岁 HIV 患儿的一级预防:缬更昔洛韦总剂量(mg)= 7×体表面积×CrCl[最大使用	1. 预防性使用更昔洛韦和缬更昔洛韦,可能导致中性粒细胞减少的并发症,可用 G-CSF 治疗。 2. 在高危成人肝移植受者中,预先治疗效果优于预防。 3. 来特莫韦在儿童中的应用研究正在进行中,目前尚无剂量信息。

(续表 4.2)

感染病原	临床分类	治疗方案	备注
		CrCl 为 150 mL/(min·1.73 m^2)],qd,与食物同服,最大日剂量 900 mg/d。 3. 来特莫韦[成人,同种异体造血干细胞移植 CMV 血清阳性受体(R+)]480 mg,qd,PO,或超过 1 小时静脉滴注,移植后 100 日内使用。	
肠病毒		支持性疗法;目前 FDA 还没有批准抗病毒药物。	1. 波卡帕韦(pocapavir)口服制剂用于治疗肠道病毒(脊髓灰质炎病毒)的研究正在进行中。 2. 普可那利(pleconaril)口服制剂目前正在向 FDA 申请批准用于治疗新生儿肠道病毒败血症综合征。
EBV	单核细胞增多症、脑炎	1. 有限的数据表明,伐昔洛韦(每次 1 g,tid,连续 14 日)治疗青少年单核细胞增多症,有较小的临床获益。 2. EBV 脑炎:更昔洛韦或阿昔洛韦静脉滴注。	1. 暂无静脉滴注阿昔洛韦或更昔洛韦在免疫功能正常患者 EBV 临床感染中的益处的前瞻性数据。 2. 对于怀疑患有传染性单核细胞增多症的患者,不应给予氨苄西林或阿莫西林,因为在 EBV 活动性感染患者中有较高概率可引起非过敏性麻疹样皮疹。

(续表 4.2)

感染病原	临床分类	治疗方案	备注
			3. 短期皮质类固醇治疗[泼尼松 1 mg/(kg·d)(最大剂量 20 mg/d),PO,连续 7 日,随后逐渐减量]可能对改善有明显扁桃体炎症伴气道梗阻、巨大脾肿大、心肌炎、溶血性贫血或噬血细胞性淋巴组织细胞增多症的患者的急性症状有益。
移植后淋巴细胞增生性疾病(PTLD)		更昔洛韦。	1. 尽可能减少免疫抑制,因为这对控制 EBV 最有效;已使用利妥昔单抗、甲氨蝶呤,但没有对照研究数据。 2. 更昔洛韦预先治疗可能减少实体器官移植的 PTLD。
乙型肝炎病毒(慢性)		1. AASLD 建议儿童和青少年首选的治疗方法:1~18 岁儿童,IFNα-2b,300 万 U/m²,皮下注射,每周 3 次,持续 1 周,随后剂量增加至 600 万 U/m²(单剂最大剂量 1000 万 U);或≥2 岁儿童使用恩替卡韦(最佳治疗时间未知)。 2. 如果以前没有使用过核苷类治疗,恩替卡韦剂量为以下。 ≥16 岁:0.5 mg,qd。	1. AASLD 建议儿童和成人的非首选治疗方法: ≥2 岁儿童,拉米夫定 3 mg/(kg·d)(最大剂量 100 mg),qd,连续 52 周,HIV 和 HBV 合并感染的儿童应使用经批准的 HIV 剂量。拉米夫定被批准用于≥2 岁儿童,但治疗后出现抗病毒药物耐药性的比例为 30%;或≥12 岁儿童,阿德福

(续表4.2)

感染病原	临床分类	治疗方案	备注
		2~15岁:10~11 kg,0.15 mg,口服液,qd; >11~14 kg,0.2 mg,口服液,qd; >14~17 kg,0.25 mg,口服液,qd; >17~20 kg,0.3 mg,口服液,qd; >20~23 kg,0.35 mg,口服液,qd; >23~26 kg,0.4 mg,口服液,qd; >26~30 kg,0.45 mg,口服液,qd; >30 kg,0.5 mg,口服液或片剂,qd。 3. 如既往使用过核苷治疗:将前面列出的恩替卡韦每个剂量均加倍,或对≥12岁青少年和成人,替诺福韦酯富马酸酯300 mg,qd。 注:TAF 也是成人的首选治疗药物(25 mg/d),但尚未对儿童进行研究。	韦,10 mg,PO,qd,至少12个月,最佳治疗持续时间未知;或替比夫定,成人剂量600 mg,qd。没有足够的临床数据确定儿童使用的适当剂量。 2. 慢性 HBV 感染,合并或不合并 HIV 感染的适应证:① HBV 病毒持续复制的证据(血清 HBV DNA>20 000, HBeAg 阴性;或 > 2000 IU/mL, HBeAg 阳性)且血清转氨酶水平持续升高持续6个月;② 肝活检显示慢性肝炎。没有坏死性炎症性肝病的儿童不需要抗病毒治疗。不建议对免疫耐受的慢性 HBV 感染儿童(尽管检测到 HBV DNA,但血清转氨酶水平正常)进行治疗。 3. 无论 CD4 计数如何,所有 HBV 和 HIV 合并感染的患者都应开始抗反转录病毒治疗。这应该包括2种具有抗 HBV 活性的药物,特别是替诺福韦阿拉芬酰胺富马酸酯加拉米夫定或恩曲他滨。已经在

(续表 4.2)

感染病原	临床分类	治疗方案	备注
			接受有效抗反转录病毒治疗,但不包括有 HBV 活性药物的患者应改变治疗方案,包括替诺福韦富马酸二吡呋酯或丙酚制剂加拉米夫定或恩曲他滨;另外,如果患者正在接受完全抑制性抗反转录病毒治疗方案,可使用恩替卡韦。
丙型肝炎病毒(慢性)		1. 基因型 1~6。≥6 岁,未接受过治疗、接受过干扰素(IFN)治疗且无肝硬化或代偿性肝硬化的患者,每日予固定剂量的索非布韦或维帕他韦(17~ <30 kg:50 mg 维帕他韦加 200 mg 索非布韦;≥30kg:100 mg 维帕他韦加 400 mg 索非布韦)。≥12 岁,未接受过治疗或接受过治疗且不伴有肝硬化或伴有代偿性肝硬化的患者,每日予固定剂量的格卡瑞韦(300 mg)或哌仑他韦(120 mg)。2. 基因型 1:未接受过治疗且不伴有肝硬化或伴有代偿性肝硬化,或接受过治疗的伴或不伴有肝硬化患者,每日予固定剂量的雷地帕韦(90 mg)或索非布韦(400 mg)。	1. 近年来,成人丙型肝炎病毒感染的治疗已经发生革命性变化,许多高效的 DAAs 获准用于成人、青少年和 3 岁以下的儿童。考虑到这些新治疗方案对成人的疗效,儿童的治疗应只包括不含干扰素的方案,且所有年龄≥3 岁的 HCV 感染儿童应给予适龄抗病毒药物;所有推荐治疗方法均根据病毒基因型制订。2. 索非布韦与雷迪帕韦的固定剂量组合片现已被批准用于≥3 岁儿童;索非布韦或维帕他韦现已批准用于 ≥6 岁的患者;格卡瑞韦(300 mg)或哌仑他韦(120 mg)现在

(续表 4.2)

感染病原	临床分类	治疗方案	备注
		3. 基因型 2：未接受过治疗或接受过治疗且不伴有肝硬化或伴有代偿性肝硬化的患者，每日予索非布韦（400 mg）加按体重剂量的利巴韦林（见第 6 点）。	
		4. 基因型 3：未接受过治疗或接受过治疗且不伴有肝硬化或伴有代偿性肝硬化的患者，每日予索非布韦（400 mg）加按体重剂量的利巴韦林（见第 6 点）。	
		5. 基因型 4、基因型 5 或基因型 6：未接受过治疗或接受过治疗且不伴有肝硬化或伴有代偿性肝硬化的患者，每日予固定剂量的雷地帕韦（90 mg）或索非布韦（400 mg）。	被批准用于≥12 岁的患者。
		6. 利巴韦林与索非布韦联合治疗≥12 岁或≥35 kg 青少年的剂量： <47 kg，15 mg/（kg·d），分 2 次给药； 47~49 kg，600 mg/d，分 2 次给药； 50~65 kg，800 mg/d，分 2 次给药； 66~80 kg，1000 mg/d，分 2 次给药； >80 kg，1200 mg/d，分 2 次给药。	
单纯疱疹病毒（HSV）	妊娠晚期母体抑制疗法	孕妇用阿昔洛韦或伐昔洛韦母体抑制治疗，可减少 HSV 复发和分娩时的病毒脱落，但不能完全预防新生儿 HSV。	

(续表 4.2)

感染病原	临床分类	治疗方案	备注
	皮肤黏膜感染(免疫功能正常患者)	1. 阿昔洛韦 80 mg/(kg·d),PO,分 4 次给药,最大剂量 800 mg,连续 5~7 日;或 15 mg/(kg·d),静脉滴注(滴注时间 1~2 小时),q8 h。 2. 伐昔洛韦每次 20 mg/kg,最大剂量 1 g,PO,bid,持续 5~7 日。 3. 频繁复发的抑制治疗(无儿童数据):阿昔洛韦每次 20 mg/kg,bid 或 tid,最大剂量 400 mg,持续 6~12 个月,然后重新评估是否需要继续治疗。	1. 膦甲酸钠用于阿昔洛韦耐药毒株。 2. 免疫功能低下患者可能需要持续治疗 10~14 日。 3. 局部使用阿昔洛韦无效,因此不推荐使用。
	生殖器感染	成人剂量:阿昔洛韦,每次 400 mg,PO,tid,持续 7~10 日;或伐昔洛韦,每次 1 g,PO,bid,持续 10 日;或泛昔洛韦,250 mg,PO,tid,持续 7~10 日。	1. 这 3 种药物都可用于预防复发。 2. 局部使用阿昔洛韦无效,因此不推荐使用。
	脑炎	≤4 月龄婴儿:阿昔洛韦 60 mg/(kg·d),静脉滴注(滴注时间 1~2 小时),q8 h,持续 21 日;>4 月龄婴儿和儿童:45 mg/(kg·d),静脉滴注(滴注时间 1~2 小时),q8 h。	大剂量阿昔洛韦[60 mg/(kg·d)]在新生儿后期使用的安全性尚不明确;建议在监测神经毒性和肾毒性情况下使用。

(续表 4.2)

感染病原	临床分类	治疗方案	备注
	角膜结膜炎	1%曲氟尿苷或 0.15%更昔洛韦眼用凝胶。	需要咨询眼科医生进行评估和管理（例如，在某些情况下同时使用局部类固醇）。
人类疱疹病毒 6 型	免疫功能不全儿童	无前瞻性对比数据；病例报道用法：更昔洛韦 10 mg/(kg·d)，静脉滴注，q12 h。	可能需要高剂量来控制感染；高剂量下的安全性和有效性尚未确定。
	HIV 关于儿童艾滋病治疗和机会性感染的最新信息发布在 https://clinicalinfo.hiv.gov/en/guidelines		
HIV 感染的治疗	最新治疗方案正随着新药物和组合药物的引入而迅速发展中；目前具有儿科适应证的单独及固定剂量的联合抗反转录病毒药物被 FDA 批准使用；针对儿童和青少年的治疗指南正在不断更新中。	HAART≥3 种药物，其中 2 种 NRTIs，外加 1 种蛋白酶抑制剂、1 种非 NRTIs 或 1 种整合酶抑制剂；许多不同的联合治疗方案可获得相似的治疗效果；药物的选择取决于儿童的年龄、病毒载量、潜在的病毒耐药性和免疫功能衰竭的程度，以及判断患儿坚持治疗方案的能力。建议所有儿童在诊断出 HIV 后几日内即"迅速开始"抗反转录病毒治疗。	初期，每月评估一次药物毒性（根据使用的具体药物进行评估）和病毒学或免疫反应（定量血浆 HIV 和 CD4 计数），然后在维持阶段每 3~6 个月评估一次。
	全部年龄段儿童	1. 任何患有艾滋病或有明显的 HIV 相关症状（临床 C 类和大多数 B 类病症）的儿童都应接受治疗。 2. WHO 和美国 HHS 指南委员会目前建议所有患儿接受治疗，无论其年龄、CD4	1. 依从性咨询和适当的抗反转录病毒药物处方，对于成功实施治疗至关重要。 2. 整合酶抑制剂与 2 种 NRTIs 的联合治疗近期已成为儿童（以及成人）

(续表4.2)

感染病原	临床分类	治疗方案	备注
		计数或临床状况如何,并根据具体情况的紧急程度进行治疗。	的首选治疗方案。替代方案可使用1种NRTIs或1种蛋白酶抑制剂。
	出生后前4周	无论临床状态或实验室指标如何,建议所有婴儿和儿童接受≥3种药物的HAART治疗。	1. 出生后前2周的首选治疗是齐多夫定和拉米夫定加奈韦拉平或雷特格韦。 2. 出生后2~4周的首选治疗:齐多夫定和拉米夫定加洛匹那韦或利托那韦[考虑到毒性问题,在矫正胎龄(PMA)达到42周和出生后至少14日之前不能使用]或雷特格韦。
	1~12岁	无论CD4计数,全部进行治疗。	首选治疗方案。 4周龄~<6岁:2种NRTIs加度鲁特韦[替代药物包括雷特格韦或埃替拉韦(>25 kg)]; 6~12岁:2种NRTIs加度鲁特韦或雷特格韦(替代药物包含雷特格韦的度鲁特韦或比克替拉韦,埃替拉韦,阿扎那韦或利托那韦,达芦那韦或利托那韦)。

(续表 4.2)

感染病原	临床分类	治疗方案	备注
	≥12 岁	无论 CD4 计数,全部进行治疗。	1. 首选方案包括 TAF 或替诺福韦(青少年或 Tanner 4 以及 5 期)+恩曲他滨,或阿巴卡韦加拉米夫定加度鲁特韦、雷特格韦,或比克替拉韦。 2. 注意最近一项研究指出,怀孕期间服用度鲁特韦和(或)在妊娠早期使用的妇女的后代可能出现神经管缺陷。但随后的研究支持了该药的安全性,指南小组现在推荐度鲁特韦作为计划怀孕或已经怀孕的妇女的首选治疗。
	已接受抗反转录病毒治疗儿童	咨询艾滋病专家。	考虑治疗史和耐药试验,并评估依从性。
	HIV 暴露,非职业性	CDC 网站提供了 HIV 暴露的治疗建议。	虽未得到证实,但有大量证据支持对非职业性暴露进行预防用药;风险、暴露时间和依从性的可能性应单独考虑;预防方案疗程为 4 周。
	暴露风险可忽略不计(尿液、鼻分泌物、唾液、汗液或眼泪分泌物中未见血)或暴露>72 小时	不建议预防用药。	

(续表 4.2)

感染病原	临床分类	治疗方案	备注
	重大暴露风险(已知 HIV 感染者的血液、精液、阴道或直肠分泌物)且暴露<72 小时	推荐预防。 首选治疗方案。 4 周龄~<2 岁:齐多夫定+拉米夫定+雷特格韦以及洛匹那韦或利托那韦; 2~12 岁:替诺福韦+恩曲他滨+雷特格韦; ≥13 岁:替诺福韦+恩曲西他滨+雷特格韦或度鲁特韦。	建议咨询儿童艾滋病专家。
	重大暴露风险预防	特鲁瓦达[替诺福韦(300 mg)或恩曲他滨(200 mg)],每日 1 片。	每日暴露前预防已被证明对高危人群预防 HIV 感染有效,FDA 已批准用于 13~24 岁和≥35 kg 患者。预防策略包括间歇和连续给药。基线 HIV 和肾功能检测是必要的,建议在 PrEP 期间大约每 3 个月评估 HIV 感染状况和肾功能。
流感病毒	甲型和乙型流感治疗	1. 奥司他韦。 早产儿,PMA<38 周,每次 1 mg/kg,PO,bid; 早产儿,PMA 38~40 周,每次 1.5 mg/kg,PO,bid; 早产儿,PMA>40 周,每次 3 mg/kg,PO,bid。	1. 奥司他韦是目前治疗流感的首选药物。 2. 对于 12~23 月龄的患者,FDA 批准的每次 30 mg 剂量可能会导致药物暴露不足;有研究采用每次 3.5 mg/kg,PO,bid 的方案,但研究人群规模较小。

(续表 4.2)

感染病原	临床分类	治疗方案	备注
		足月,出生至 8 月龄,每次 3 mg/kg,PO,bid。 9~11 月龄,每次 3.5 mg/kg,PO,bid。 12~23 月龄,每次 30 mg,PO,bid。 2~12 岁,≤15 kg,30 mg,bid; 　　　　16~23 kg,45 mg,bid; 　　　　24~40 kg,60 mg,bid; 　　　　>40 kg,75 mg,bid。 ≥13 岁,75 mg,bid。 2. 扎那米韦。 　≥7 岁:吸入 10 mg,bid,连续 5 日。 3. 帕拉米韦。 　2~12 岁:单次静脉注射 12 mg/kg,最大剂量 600 mg; 　13~17 岁:单次静脉注射 600 mg。 4. 巴洛沙韦。 　≥5 岁:<20 kg,单次 2 mg/kg,PO; 　　　　20~79 kg,单次 40 mg,PO; 　　　　≥80 kg,单次 80 mg,PO。	3. 静脉注射扎那米韦在儿童中应用的研究已完成,但还未经 FDA 批准应用。 4. 由于甲型流感病毒对金刚烷类(如金刚烷胺和金刚乙胺)普遍耐药,目前不推荐使用。 5. 病毒对巴洛沙韦的耐药性正在全球范围内受到密切监测,耐药性问题限制了药物在日本的使用。
	甲型和乙型流感预防	1. 奥司他韦。 3 月龄至 12 岁:预防用药的剂量与所有年龄段的治疗用药剂量相同,但给药频次为 qd。	1. 奥司他韦是目前预防流感的首选药物。 2. 除非情况危急,否则奥司他韦预防治疗不被常规推荐用于<3 月龄的

(续表 4.2)

感染病原	临床分类	治疗方案	备注
		2. 扎那米韦。 ≥5 岁：每次吸入 10 mg，持续 28 日（社区暴发）或 10 日（家庭环境）。 3. 巴洛沙韦。 ≥5 岁：<20 kg，单次 2 mg/kg，PO； 20~79 kg，单次 40 mg，PO； ≥80 kg，单次 80 mg，PO。	患儿，该年龄组的安全性和有效性数据有限。 3. 由于甲型流感病毒对其普遍耐药，金刚烷类如金刚烷胺和金刚乙胺，目前不用于预防治疗。
麻疹		1. 暂无抗麻疹病毒治疗的前瞻性数据。利巴韦林在体外对麻疹病毒有活性。 2. 维生素 A 对麻疹儿童有益，WHO 建议所有麻疹儿童，qd，使用 2 日。 ≥1 岁儿童：200 000 IU（60 000 mg RAE）； 6~12 月龄婴儿：100 000 IU（30 000 mg RAE）； <6 月龄婴儿：50 000 IU（15 000 mg RAE）。 对于有维生素 A 缺乏症临床体征和症状的儿童，应在 2~6 周后给予额外（即第 3 次）剂量。即使在麻疹病毒不严重的国家，也应向所有患有严重麻疹的儿童（例如需要住院治疗的儿童）提供口服或注射维生素 A。	暴露的未免疫儿童预防：免疫球蛋白 0.5 mL/kg（最大剂量 15 mL），IM。

(续表 4.2)

感染病原	临床分类	治疗方案	备注
呼吸道合胞病毒(RSV)	治疗(危重症易感人群)	利巴韦林(规格为每瓶 6 g,加入无菌水配制成 20 mg/mL 的溶液),每日雾化 18~20 小时,持续 3~5 日。	利巴韦林气雾剂应该考虑只用于危及生命的 RSV 感染,因吸入时的气道反应,不作常规使用。
	预防(帕利珠单抗用于高危婴儿)	1. 预防:帕利珠单抗 15 mg/kg,IM,每月 1 次,最多注射 5 次,用于以下高危婴儿。①出生后的第 1 年,建议对妊娠 29 周前出生的婴儿进行帕利珠单抗预防;②不建议对妊娠≥29 周出生的健康婴儿使用帕利珠单抗预防;③出生后第 1 年,建议对患有慢性肺疾病的早产儿(CLD 定义为在妊娠<32 周出生,并且出生后至少 28 日内需要吸入氧浓度>21%)进行帕利珠单抗预防。 2. 临床医生可以在出生后的第 1 年对某些血液动力学显著的心脏病婴儿进行帕利珠单抗预防。	1. 帕利珠单抗在治疗活动性 RSV 感染方面没有获益。 2. <24 个月的免疫严重缺陷儿童可在 RSV 流行季节考虑使用帕利珠单抗进行预防。 3. 不建议在婴儿出生后第 2 年使用帕利珠单抗预防,除非出生后需要至少吸氧 28 日,并且在第 2 个 RSV 流行季节开始前的 6 个月期间仍需要医疗支持(吸氧,慢性皮质类固醇治疗或利尿剂治疗)。 4. 因突破性 RSV 感染而住院治疗的儿童需停止预防用药。 5. 患有肺部或神经肌肉疾病的儿童,其清除上呼吸道分泌物的能力受损,可考虑在出生后第 1 年进行预防。

(续表4.2)

感染病原	临床分类	治疗方案	备注
			6. 目前,尚无足够的证据支持对患有囊性纤维化或唐氏综合征的儿童使用帕利珠单抗预防。
			7. 帕利珠单抗预防不推荐用于预防医疗机构相关的 RSV 疾病。
水痘-带状疱疹病毒(VZV)	免疫功能正常患者	阿昔洛韦 80 mg/(kg·d)(单次最大剂量 800 mg),PO,qid,持续 5 日。	越早开始抗病毒治疗,临床获益越大。
	严重原发性水痘、播散性感染(皮肤、肺炎、脑炎、肝炎);原发性水痘或播散性带状疱疹感染的免疫功能低下患者	阿昔洛韦 30 mg/(kg·d),静脉滴注(1~2 小时),q8 h,连续 10 日(播散性或中枢神经系统感染:阿昔洛韦 45~60 mg/(kg·d),分 3 次静脉滴注)。或 1500 mg/m², q8 h。免疫功能低下儿童的治疗持续时间:7~14 日,视临床反应决定。	口服伐昔洛韦、泛昔洛韦、膦甲酸钠也有效。

第五章 各种寄生虫感染的药物治疗

常用抗寄生虫药物对各类寄生虫的敏感性和选择(表 5.1)。

表 5.1 常用抗寄生虫药物对各类寄生虫的敏感性和选择

常见寄生虫及相关疾病	常用抗寄生虫药物									
	阿苯达唑或甲苯咪唑	三氯苯咪唑	甲硝唑或替硝唑	吡喹酮	伊维菌素	硝唑尼特	乙胺嗪	双羟萘酸噻嘧啶	巴龙霉素	复方 SMZ
蛔虫病	++			+	+		+			
芽囊原虫			+			+			+	+
隐孢子虫病						+			+	
皮肤幼虫移行症	++				++					
环孢子虫病	−					+				++
等孢球虫属						+				++
阿米巴病	−		++			+			+	
肝吸虫 支睾吸虫类和后睾吸虫属	+			++						
肝片吸虫和巨片吸虫		++		+						

(续表 5.1)

常见寄生虫及相关疾病	阿苯达唑或甲苯咪唑	三氯苯咪唑	甲硝唑或替硝唑	吡喹酮	伊维菌素	硝唑尼特	乙胺嗪	双羟萘酸噻嘧啶	巴龙霉素	复方 SMZ
肺吸虫	-			++						
贾第虫属	+		++			++			+	
钩虫病	++				-			+		
罗阿丝虫病	+				++					
奥氏曼森线虫	-			+			-			
常现曼森线虫	±			-	-		±			
盘尾丝虫病					++					
蛲虫	++							++		
血吸虫病				++						
类圆线虫属	+			++						
绦虫				++		+				
弓蛔虫病	++				+					
旋毛虫病	++									
滴虫病			++							
鞭虫病	++									
班氏吴策线虫	+						++			

注:"++"=首选;"+"=可选;"±"=可能有效(见下文进一步讨论);"-"=可能无效;空白代表未经证实。

各类常见寄生虫感染的药物治疗(表5.2)。

表 5.2　各类常见寄生虫感染的药物治疗

疾病	疾病或病原微生物	治疗方案	备注
阿米巴病-阿米巴痢疾	无症状肠道定植	巴龙霉素，PO，25~35 mg/(kg·d)，tid，持续 7 日；或双碘喹啉，PO，30~40 mg/(kg·d)(单次最大剂量 650 mg)，tid，持续 20 日；或二氯尼特，PO，20 mg/(kg·d)，tid(单次最大剂量 500 mg)，持续 10 日。	复查粪检以确定疗效；筛查或治疗阳性密切接触者。
	结肠炎	1. 甲硝唑，PO，35~50 mg/(kg·d)(单次最大剂量 500~750 mg)，tid，服用 7~10 日。 2. 3 岁以上儿童：替硝唑，PO，每次 50 mg/kg(单次最大剂量 2 g)，qd，连服 3 日后继续使用巴龙霉素或双碘喹啉清除孢子。	1. 避免同时服用抗胃肠动力药物和类固醇药物。 2. 替硝唑可能有更好的疗效，更少发生药物不良反应，建议进餐时服用替硝唑。 3. 服用甲硝唑和替硝唑时，避免饮酒。
	肝脓肿肠外疾病	甲硝唑 35~50 mg/(kg·d)，IV，q8 h，耐受时改为口服，持续 7~10 日；或替硝唑(年龄≤3 岁)50 mg/(kg·d)，PO(最大剂量 2 g)，qd，连续 5 日，随后用巴龙霉素或双碘喹啉，消除孢子。	1. 替代方案：硝唑尼特 500 mg，bid，连续 10 日(≥12 岁)。 2. 肠外阿米巴病血清学检查>95%，为阳性。 3. 对于较大的肝脓肿或对药物治疗反应不充分的患者，可能需要经皮或手术引流。

(续表 5.2)

疾病	疾病或病原微生物	治疗方案	备注
			4. 服用甲硝唑和替硝唑时,避免饮酒。 5. 替硝唑与食物同服,可减少胃肠道不良反应;药剂师可以将药片压碎,并与糖浆混合,供无法服用药片的人服用。
阿米巴病-阿米巴性脑膜脑炎	福氏耐格里阿米巴原虫	两性霉素 B 1.5 mg/(kg·d),IV,q12 h,连续 3 日;然后 IV,1 mg/(kg·d),连续 11 日;+两性霉素 B 1.5 mg/d,qd,鞘内注射,连续 2 日,然后 1 mg/d,qod,连续 8 日;+阿奇霉素 10 mg/(kg·d),IV 或 PO(最大剂量 500 mg/d),连续 28 日;+氟康唑 10 mg/(kg·d),IV 或 PO(最大剂量 600 mg/d),qd,连续 28 日;+利福平 10 mg/(kg·d),IV 或 PO(最大剂量 600 mg/d),qd,连续 28 日。+米替福新:<45kg,50 mg,PO,bid;≥45 kg,50 mg,PO,tid[最大剂量 2.5 mg/(kg·d)],连续 28 日。+地塞米松 0.6 mg/(kg·d),qid,连续 4 日。	1. 首选常规两性霉素 B;两性霉素 B 脂质体在动物模型中的效果较差。 2. 治疗结果通常不成功;早期治疗(甚至在确诊之前)可以提高生存率。
	棘变形虫属	1. 米替福辛、氟康唑和戊烷脒在内的联合治疗方案,可添加 TMP-SMZ、甲硝	1. 最佳治疗方案不确定,首选联合治疗

(续表 5.2)

疾病	疾病或病原微生物	治疗方案	备注
		唑和大环内酯类药物。其他单独或联合使用的药物包括利福平、其他唑类药物、磺胺嘧啶、氟胞嘧啶和卡泊芬净。 2. 角膜炎:局部治疗包括 PHMB(0.02%)或双胍氯己定,联合异硫代丙脒(0.1%)或己甲脒(0.1%)。	2. 角膜炎应由眼科医生评估,通常需要长期治疗。
	巴氏阿米巴	首选联合用药方案。单独或联合使用的药物包括喷他脒、5-氟胞嘧啶、氟康唑、大环内酯类药物、磺胺嘧啶、米特福辛、硫胺嘧啶、两性霉素 B、伊曲康唑和阿苯达唑。	1. 最佳治疗方案不确定,仅根据病例报告制订方案,通常需要长期治疗。 2. 手术切除中枢神经系统病变可能是有益的。
管圆线虫病	广州管圆线虫病(中枢)	对症支持治疗。	1. 大多数患者无须抗寄生虫治疗即可康复;治疗可能引起严重的神经系统症状。 2. 皮质类固醇[1~2 mg/(kg·d),最大日剂量 60 mg,分 2 次服用,持续 2 周]、镇痛药和反复 LP 可能有益。 3. 眼部疾病可能需要手术或激光治疗。
	管圆线虫病(坏死性小肠结肠炎)	对症支持治疗。	手术可以排除其他诊断,如阑尾炎,或切除有发炎病变的肠道。

(续表 5.2)

疾病	疾病或病原微生物	治疗方案	备注
蛔虫病	人蛔虫	1. 一线方案：阿苯达唑 400 mg，PO，1次；或甲苯达唑 500 mg 1 次；或 100 mg，bid，连续 3 日。 2. 孕妇：双羟萘酸噻嘧啶 11 mg/kg，最大剂量 1 g，1 次。 3. 替代方案：伊维菌素 150~200 μg/kg，PO，1 次。 硝唑尼特： 1~3 岁，100 mg，PO，bid，连续 3 日； 4~11 岁，200 mg，PO，bid，连续 3 日； ≥12 岁，500 mg，PO，bid，连续 3 日。	1. 治疗后随访粪检，无需检查卵和寄生虫。 2. 阿苯达唑应与食物一起服用（生物利用度随食物增加而增加，尤其是高脂肪食物）。 3. 理论上阿苯达唑对合并囊虫病的患者有诱发癫痫发作的风险。
巴贝斯虫病	巴贝斯虫属	1. 轻中度疾病：第 1 日，阿奇霉素 10 mg/(kg·d)（单次最大剂量 500 mg），PO；从第 2 日开始，5 mg/(kg·d)（单次最大剂量 250 mg），持续 7~10 日，加上阿托伐醌 40 mg/(kg·d)（单次最大剂量 750 mg），bid，PO（由于不良事件较少，首选该方案）或克林霉素 20~40 mg/(kg·d)，静脉滴注，tid 或 qid（单次最大剂量 600 mg），加奎宁 24 mg/(kg·d)，PO，tid（单次最大剂量 650 mg），连续 7~10 日。	1. 在免疫功能正常的个体中，大多数无症状的微小巴贝虫感染不需要治疗。 2. 每日监测血细胞比容和寄生红细胞百分比（直到<5%），有助于指导治疗。 3. 换血治疗可能有利于重症和分离巴贝斯原虫感染。 4. 对于无脾或免疫功能低下的患者，可能需要更高剂量的药物和延长治疗时间。 5. 克林霉素和奎宁仍然是分歧巴贝斯原虫的首选治疗方案。

(续表 5.2)

疾病	疾病或病原微生物	治疗方案	备注
		2. 重症:阿奇霉素 10 mg/(kg·d)(单次最大剂量 500 mg),静脉滴注,7~10 日,加阿托伐醌 40 mg/(kg·d)(单次最大剂量 750 mg),bid,PO;或克林霉素 20~40 mg/(kg·d),静脉滴注,tid 或 qid(单次最大剂量 600 mg),加奎宁 25 mg/(kg·d),PO,tid(单次最大剂量 650 mg),连续 7~10 日。	
	结肠小袋虫	四环素(>7 岁)40 mg/(kg·d),qid,PO,连续 10 日(最大剂量 2 g/d);或甲硝唑 35~50 mg/(kg·d),tid,PO,连续 5 日;或双碘喹啉 30~40 mg/(kg·d),tid,PO,分次服用(最大剂量 2 g/d),连续 20 日。	1. 最佳治疗方案尚不确定。及时粪检可增加对迅速退化的滋养体的检出率。 2. 这些药物都没有被评估用于该适应证。 3. 硝唑尼特也可能有效。
	贝氏蛔虫(浣熊蛔虫)	阿苯达唑 25~50 mg/(kg·d),PO,连续 10~20 日,暴露后尽快给药(<3 日)可能有预防作用。	1. 一旦出现中枢神经系统疾病,治疗通常无法预防致命的结果或严重的神经系统后遗症。 2. 类固醇可能对减轻中枢神经系统炎症或眼部感染有作用。 3. 阿苯达唑的生物利用度随食物摄入而增加,尤其是脂肪含量高的食物。

(续表 5.2)

疾病	疾病或病原微生物	治疗方案	备注
	芽囊原虫	1. 很少需要特殊治疗。 2. 甲硝唑 35~50 mg/(kg·d)(单次最大剂量 500~750 mg),qid,PO,持续 5~10 日;或替硝唑 50 mg/kg(单次最大剂量 2 g)(年龄>3 岁)。	1. 病理机制不明。无症状者不需要治疗;对于囊虫属有症状的个体,建议积极寻找其他致病性寄生虫。 2. 巴龙霉素,硝唑尼特(≥12 岁,500 mg,bid,PO;4~11 岁,200 mg,bid,PO,连续 3 日;1~3 岁,100 mg,bid,PO,连续 3 日),TMP-SMZ 也可能有效。 3. 可能出现甲硝唑耐药性。 4. 替硝唑应与食物一起服用;药片可以压碎,并与糖浆混合服用。
	隐孢子虫病(隐孢子虫)	1. 硝唑尼特。 1~3 岁:100 mg,PO,bid,连续 3 日; 4~11 岁:200 mg,PO,bid,连续 3 日; ≥12 岁:500 mg,PO,bid,连续 3 日。 2. 帕罗霉素 25~35 mg/(kg·d),分为每日 2~4 次服用;或阿奇霉素 10 mg/(kg·d),连用 5 日;或者帕罗霉素和阿奇霉素联合治疗可能会产生初步疗效,但对免疫功能低下患者可能无法保持持续疗效。	1. 康复情况在很大程度上取决于宿主的免疫状态;并非所有免疫正常的个体都需要治疗。 2. 药物治疗对未接受有效抗反转录病毒治疗的 HIV 感染者可能疗效有限。 3. 实体器官移植患者可能需要更长的疗程(>2 周)。

(续表 5.2)

疾病	疾病或病原微生物	治疗方案	备注
	皮肤幼虫移行症或匐行疹（猫狗钩虫）（犬钩虫，巴西钩虫，窄头钩虫）	伊维菌素 200 μg/kg，PO，1 日（体重>15 kg）；或口服阿苯达唑 15 mg/(kg·d)（最大剂量 400 mg），PO，qd，连续 3 日（年龄>2 岁）。	1. 阿苯达唑的生物利用度随食物增加而增加，尤其是脂肪含量高的食物。 2. FDA 尚未审查伊维菌素对体重<15 kg 儿童的安全性和有效性数据，尽管对个别婴儿来说，治疗益处可能大于风险。
	环孢子虫病	TMP-SMZ，8~10 mg/(kg·d)，以 TMP 计（最大剂量 1 片），bid，PO，连续 7~10 日。	1. 感染 HIV 的患者可能需要更高剂量或更长时间的治疗。 2. 硝唑尼特可能是 TMP-SMZ 过敏患者的替代选择。 3. 环丙沙星 30 mg/(kg·d)，连续 7 日可作为替代方案，但有治疗失败的报道。
	囊尾幼虫病（猪囊尾蚴）	脑囊虫病。 ① 1~2 个活囊虫：阿苯达唑 15 mg/(kg·d)，bid，PO（最大剂量 1200 mg/d），持续 10~14 日+类固醇[泼尼松 1 mg/(kg·d) 或地塞米松 0.1 mg/(kg·d)]在抗寄生虫治疗前至少 1 日开始，在抗寄生虫治疗期间继续使用，随后迅速逐渐减少（以减少与死亡生物体相关的炎症）。	1. 建议与有治疗这种疾病经验的专家合作。 2. 对于仅由 1~2 个囊虫引起的感染，有些人不常规使用类固醇治疗和积极治疗。 3. 癫痫发作、脑水肿、颅内高压或脑积水的治疗是初始治疗的重点，在考虑抗寄生虫治疗之前，可能需要抗癫痫

(续表 5.2)

疾病	疾病或病原微生物	治疗方案	备注
		② >2 个活囊虫:阿苯达唑 15 mg/(kg·d),bid,PO(最大剂量 1200 mg/d),连续 10~14 日,加吡喹酮 50 mg/(kg·d),tid,PO,连续 10~14 日,+类固醇[泼尼松 1 mg/(kg·d)或地塞米松 0.1 mg/(kg·d)]在抗寄生虫治疗前至少 1 日开始,在抗寄生虫治疗期间继续使用,随后迅速逐渐减少(以减少与死亡生物体相关的炎症)。	药物、神经内窥镜检查或手术方法。 4. 对于新诊断为神经囊虫病的患者,建议同时使用 CT 和 MRI 进行疾病分类。 5. 类固醇治疗的最佳剂量和持续时间尚不确定。 6. 建议对可能需要长期类固醇治疗的患者进行结核感染和粪类圆线虫筛查。 7. 阿苯达唑的生物利用度随食物增加而增加,尤其是脂肪含量高的食物。
	囊等孢球虫属	TMP-SMZ,8~10 mg/(kg·d),以 TMP 计,PO 或 IV,bid,连续 7~10 日(最大剂量 160 mg TMP 或 800 mg SMZ,bid)。	1. 感染通常在免疫能力强的宿主中呈自限性;如果症状在 5~7 日内没有缓解或严重,应考虑治疗。 2. 乙胺嘧啶加亚叶酸钙、环丙沙星和硝唑胺均可作为替代方案。 3. 免疫功能低下的患者需进行治疗;严重免疫功能低下的患者可能需要更长的疗程或抑制治疗。
	脆弱双核阿米巴病	甲硝唑 35~50 mg/(kg·d),tid,PO,连续 10 日(单次最大剂量 500~750 mg);	1. 无症状个体不需要常规治疗。当腹痛或腹泻持续>1 周,除双核阿米巴

(续表 5.2)

疾病	疾病或病原微生物	治疗方案	备注
		或巴龙霉素 25~35 mg/(kg·d), tid, PO, 连续 7 日;或双碘喹啉 30~40 mg/(kg·d)(单次最大剂量 650 mg), tid, 连续 20 日。	原虫外,没有其他原因时,需要进行治疗。 2. 巴龙霉素需在进餐时服用,双碘喹啉需在饭后服用。 3. 替硝唑、硝唑尼特、四环素和多西环素也可能有效。 4. 阿苯达唑和甲苯达唑对双核阿米巴原虫无活性。
包虫病	细粒棘球绦虫	阿苯达唑 10~15 mg/(kg·d), bid, PO(最大剂量 800 mg/d),单独使用 1~6 个月或作为手术或经皮治疗的辅助治疗,建议术前 4~30 日开始治疗,术后至少持续 1 个月。	1. 强烈建议咨询有经验的专家。 2. 手术是治疗复杂囊肿的首选方法。 3. 穿刺、抽吸、注射、再抽吸技术对适当的囊肿有效。 4. 如果没有阿苯达唑,可以选择甲苯达唑;需在穿刺-抽吸-注射-再抽吸疗法(PAIR)后继续使用 3 个月。 5. 阿苯达唑的生物利用度随食物增加而增加,尤其是脂肪含量高的食物。
	多房棘球绦虫	1. 手术治疗一般是首选的治疗方法。术后给予阿苯达唑 10~15 mg/(kg·d), bid, PO(最大剂量 800 mg/d),以减少复发;病程不确定(长期监测至少 2 年)。 2. 术前使用阿苯达唑的效果未知。	1. 强烈建议咨询有经验的专家。 2. 阿苯达唑的生物利用度随食物增加而增加,尤其是脂肪含量高的食物。

(续表 5.2)

疾病	疾病或病原微生物	治疗方案	备注
丝虫病	盘尾丝虫病(河盲症)	伊维菌素 150 μg/kg,PO,1 次；每隔 3~6 个月重复 1 次,直到无症状且没有持续接触；或者如果没有持续暴露,服用多西环素 4 mg/(kg·d),PO(最大剂量 200 mg/d,bid),持续 6 周,然后服用单剂量伊维菌素；也可以在开始使用多西环素前 1 周给予 1 剂伊维菌素以缓解症状。	多西环素靶向沃尔巴克体,这是一种与肠曲菌相关的内共生细菌。
	热带肺嗜酸性粒细胞增多症	乙胺嗪 6 mg/(kg·d),tid,PO,连续 12~21 日；用皮质类固醇以减少炎症；用支气管扩张剂以缓解支气管痉挛。	
	罗阿丝虫	1. 症状性罗阿丝虫病,罗阿丝虫微丝虫幼(MF)＜8000/mL：乙胺嗪 8~10 mg/(kg·d),tid,PO,连续 21 日。 2. 症状性罗阿丝虫病,罗阿丝虫 MF≥8000/mL：应用乙胺嗪后进行细胞分离术。 3. 阿苯达唑(症状性罗阿丝虫病,罗阿丝虫 MF＜8000/mL 且 2 轮乙胺嗪治疗失败,或症状性罗阿丝虫病,但在乙胺嗪治疗前,罗阿丝虫水平已从≥8000/mL 降至＜8000/mL) 200 mg,bid,PO,连续 21 日。	1. 建议与有治疗这种情况经验的专家联系。 2. 在治疗前定量检测丝虫水平是必要的。 3. 如果出现盘尾丝虫病,不要使用乙胺嗪。 4. 在应用乙胺嗪治疗前,细胞分离术或阿苯达唑可用于降低丝虫水平。

(续表 5.2)

疾病	疾病或病原微生物	治疗方案	备注
	奥氏曼森线虫	伊维菌素 200 μg/kg,PO,1 次。	乙胺嗪和阿苯达唑治疗无效。
	常现曼森线虫	乙胺嗪联合甲苯达唑治疗可能有效。	相较于乙胺嗪、伊维菌素、阿苯达唑、甲苯达唑;多西环素 4 mg/kg,PO(最大剂量 200 mg/d,bid)6 周,有利于清除 MF。
	班氏吴策线虫,马来丝虫,帝纹丝虫,链尾丝虫	乙胺嗪 6 mg/(kg·d),tid,连续 12 日或 6 mg/(kg·d),单次,PO。	1. 盘尾丝虫和罗阿丝虫合并感染时,不应使用乙胺嗪。 2. 可考虑多西环素[4 mg/(kg·d),最大剂量 200 mg/d,bid,PO,4~6 周];多西环素治疗链尾丝虫的有效性尚不清楚。 3. 阿苯达唑对成虫有活性。
吸虫	肠吸虫(布氏姜片吸虫)	吡喹酮 75 mg/kg,tid,PO,1 日。	
	肝吸虫(华支睾吸虫,后睾吸虫属)	1. 吡喹酮 75 mg/kg,tid,PO,2 日;或阿苯达唑 10 mg/(kg·d),PO,7 日。 2. 吡喹酮 40 mg/kg,单次给药可有效治疗轻微泰国肝吸虫感染。	1. 吡喹酮需与液体和食物同服。 2. 阿苯达唑需与食物同服(阿苯达唑的生物利用度随食物增加而增加,尤其是脂肪含量高的食物)。
	肺吸虫(卫氏并殖吸虫)	1. 吡喹酮 75 mg/kg,tid,PO,连续 2 日。 2. 三氯苯咪唑 10 mg/kg,PO,1 次或 2 次(批准用于≥6 岁儿童治疗肝片吸虫病)。	1. 三氯苯咪唑应与食物同服,以促进吸收。 2. 短期的皮质类固醇治疗可以减少脑部病灶中垂死的吸虫周围的炎症反应。

(续表 5.2)

疾病	疾病或病原微生物	治疗方案	备注
	羊肝吸虫	三氯苯咪唑每次 10 mg/kg,bid,PO,1 日(批准用于≥6 岁儿童)或硝唑尼特,PO(与食物同服),12~47 月龄,每次 100 mg,bid,连续 7 日;4~11 岁,每次 200 mg,bid,连续 7 日;≥12 岁,每次 1 片(500 mg),bid,连续 7 日。	1. 吡喹酮反应较差;阿苯达唑和甲苯达唑无效。 2. 三氯苯咪唑应与食物同服,以促进吸收。
贾第鞭毛虫病		替硝唑 50 mg/(kg·d)(最大剂量 2 g),PO,1 日(批准用于>3 岁儿童),或硝唑尼特,PO(与食物同服):1~3 岁,每次 100 mg,bid,连续 3 日;4~11 岁,每次 200 mg,bid,连续 3 日;≥12 岁,每次 500 mg,bid,连续 3 日。	1. 替代方案:甲硝唑 15 mg/(kg·d)(单次最大剂量 250 mg),tid,PO,连续 5~7 日;阿苯达唑 10~15 mg/(kg·d)(单次最大剂量 400 mg),PO,连续 5 日;或甲苯达唑 200 mg,tid,PO,连续 5 日;或巴龙霉素 30 mg/(kg·d),tid,PO,连续 5~10 日;呋喃唑酮 8 mg/(kg·d)(单次最大剂量 100 mg),分 4 次,持续 7~10 日;奎纳克林(难治性病例)6 mg/(kg·d),tid,PO(单次最大剂量 100 mg),连续 5 日。 2. 如果治疗无效,可以尝试更高剂量或更长疗程的同一药物,或选择不同类别的药物;对难治性病例可考虑联合治疗。 3. 免疫功能低下的患者(如低丙球蛋白血症)可能需要延长疗程。 4. 无症状携带者通常无需治疗。

(续表 5.2)

疾病	疾病或病原微生物	治疗方案	备注
钩虫病 美洲钩虫,十二指肠钩虫		阿苯达唑 400 mg,1 次(可能需要重复给药);或甲苯咪唑 100 mg,PO,连续 3 日,或 500 mg,PO,1 次;或双羟萘酸噻嘧啶 11 mg/kg(最大剂量 1 g/d),qd,PO,连续 3 日。	
利什曼病(包括黑热病) 利什曼原虫		1. 内脏感染:两性霉素 B 脂质体 3 mg/(kg·d),第 1~5 日、第 14 日、第 21 日或米替福新 2.5 mg/(kg·d)(最大剂量 150 mg/d),PO,持续 28 日(FDA 批准方案:体重在 30~44 kg,50 mg,bid,PO,连续 28 日;体重 ≥ 45 kg,50 mg,tid,PO,连续 28 日)。 2. 皮肤和黏膜感染:目前还没有被普遍接受的治疗选择;治疗决策应个体化。 3. 简单皮肤感染:结痂清创、冷冻、热疗、病灶内五价锑、外用巴龙霉素联合应用。 4. 复杂皮肤感染:口服或肠外全身应用米替福辛 2.5 mg/(kg·d)(最大剂量 150 mg/d),PO,连续 28 日(FDA	1. 强烈建议咨询熟悉利什曼病管理的专家,特别是在治疗合并感染 HIV 的患者时。 2. 见 IDSA/ASTMH 利什曼病指南。 3. 感染发生的地区、利什曼原虫的种类、从业人员使用一些当地疗法的技能等都会影响治疗选择。 4. 对于伴有内脏疾病的免疫功能受损患者,FDA 批准的两性霉素 B 脂质体剂量为 4 mg/kg,第 1~5 日、第 10 日、第 17 日、第 24 日、第 31 日和第 38 日,并根据个人情况作进一步治疗。

(续表 5.2)

疾病	疾病或病原微生物	治疗方案	备注
		批准方案:体重 30~44 kg,50 mg,bid,PO,连续 28 日;体重≥45 kg,50 mg,tid,PO,连续 28 日);或喷他脒羟乙磺酸盐 2~4 mg/(kg·d),IV 或 IM,qod,共 4~7 次;或两性霉素;或唑类药物(氟康唑 200 mg,qd,PO,连续 6 周,或酮康唑、伊曲康唑)。已含局部用药 5. 黏膜感染:两性霉素 B 0.5~1 mg/(kg·d),IV,qd 或 qod,累积总剂量 20~45 mg/kg;或两性霉素 B 约 3 mg/(kg·d),IV,qd,累积总剂量 20~60 mg/kg;或米替福辛 2.5 mg/(kg·d)(最大剂量 150 mg/d),PO,连续 28 日(FDA 批准的方案:体重在 30~44 kg,50 mg,bid,PO,连续 28 日;体重≥45 kg,50 mg,tid,PO,连续 28 日);或喷他脒羟乙磺酸盐 2~4 mg/(kg·d),IM 或 IV,qod 或 3 次/周,共≥15 次。	
虱子	头虱或人虱,阴虱	按照制造商的说明局部使用:1%氯菊酯(≥2 月龄)或除虫菊酯(≥2 岁);或 0.5%伊维菌素洗剂(≥6 月龄);或 0.9%	1. 清洗床上用品和衣物;对于睫毛感染,使用凡士林;对于头虱,用专门设计的梳子去除虱子。

(续表 5.2)

疾病	疾病或病原微生物	治疗方案	备注
		多杀菌素外用混悬液(≥6月龄);或0.5%有机磷杀虫剂(≥2岁儿童);或局部或口服伊维菌素200 μg/kg,口服1次(体重≥15 kg,400 μg/kg);7~10日后重复(体重>15 kg);或abametapir洗剂(≥6月龄,含有苯甲醇)。	2. 苯甲醇对皮肤有刺激性;全身吸收可能导致毒性;寄生虫不太可能产生抗药性。 3. 再次使用伊维菌素洗剂,治疗前咨询专科医生;除非在治疗后1周看到活虱,否则通常不需要再用多杀菌素悬浮液进行治疗。
疟疾 恶性疟原虫,间日疟原虫,卵形疟原虫,三日疟原虫	预防针对存在氯喹耐药恶性疟原虫或间日疟原虫的地区	阿托伐醌-氯胍(A-P):5~8 kg,1/2儿科片/日;9~10 kg,3/4儿科片/日;11~20 kg,1儿科片(62.5 mg阿托伐醌或25 mg氯胍);21~30 kg,2儿科片;31~40 kg,3儿科片;≥40 kg,1成人片(250 mg阿托伐醌或100 mg氯胍)PO,qd,旅行前1~2日开始,持续到最后一次接触后7日;<5岁儿童应用A-P的数据有限。或甲氟喹,<5 kg儿童,5 mg/kg;5~9 kg,1/8片;10~19 kg,1/4片;20~30 kg,1/2片;31~45 kg,3/4片;≥45 kg(成人剂量),每周1片,PO,从到达区域前1周开始,至离开区域后持续4周;或多西环素(>7岁儿童),2 mg/kg(最大剂量100 mg),PO,qd,在到达区域前1~2日开始,至离开区域后持续4周;或伯氨喹(给药前排	1. 有癫痫发作史、精神病史、活动性抑郁症史或心脏传导异常史者避免使用甲氟喹,见黑框警告。 2. 严重肾功能损害患者(CrCl<30 mL/min)避免使用A-P。 3. 沿泰国与缅甸、泰国与柬埔寨、缅甸与中国以及缅甸与老挝边境存在甲氟喹耐药恶性疟原虫;据报道在越南南部有孤立的耐药。 4. 服用多西环素时,应补充足够的液体,以免刺激食道;与食物同服,避免引起胃肠道不良反应;使用防晒霜,以避免过度暴露在阳光下。 5. 他非诺喹于2018年8月起被批准用于≥18岁的患者;使用前需排查G-6-PD缺乏症并建议进行妊娠检测;

(续表 5.2)

疾病	疾病或病原微生物	治疗方案	备注
		查 G-6-PD 缺乏症),0.5 mg/kg,qd,出行前 1 日开始,持续至最后一次暴露后 5 日。	旅行前 3 日给予负荷剂量 200 mg,qd,旅行时每周 200 mg;返回后,在最后一次维持剂量后 7 日 1 次,200 mg;药片必须完整吞下。也可用于在氯喹耐药疟疾地区预防疟疾。
	无氯喹耐药恶性疟原虫或间日疟原虫地区	磷酸氯喹 5 mg/kg(最大剂量 300 mg),每周 1 次,PO,在到达区域前 1 周开始,至离开区域后继续用药 4 周。	
	抗氯喹的恶性疟原虫或间日疟原虫	1. 口服治疗。蒿甲醚或苯芴醇,3 日内,分别在 0 小时、8 小时、24 小时、36 小时、48 小时和 60 小时给药 6 次;<15 kg,1 片/次;15~25 kg,2 片/次;>25~35 kg,3 片/次;>35 kg,4 片/次。A-P:<5 kg,用药数据有限;5~8 kg,125 mg 阿托伐醌或 50 mg 氯胍,qd,PO,连续 3 日;9~10 kg,197.5 mg 阿托伐醌或 75 mg 氯胍,qd,连续 3 日;11~20 kg,250 mg 阿托伐醌或 100 mg 氯胍,qd,连续 3 日;>20~30 kg,500 mg 阿托伐醌或 200 mg 氯胍,qd,连续 3 日;>30~40 kg,750 mg 阿托伐醌或 300 mg 氯胍,qd,连续 3 日;>40 kg,	1. 轻症可用口服抗疟疾药物治疗;重症(意识受损、抽搐、低血压或寄生虫病)应经肠外治疗。 2. 如果可能的话,避免使用甲氟喹治疗疟疾,因为剂量较高且不良事件发生率较高。 3. 服用克林霉素和多西环素时要多喝水。 4. 怀孕期间不要使用伯氨喹或他非诺喹。 5. 心律失常患者避免使用蒿甲醚或苯芴醇和甲氟喹,避免同时使用延长 QT 间期的药物。 6. A-P 和青蒿素甲醚或苯芴醇应与食

(续表 5.2)

疾病	疾病或病原微生物	治疗方案	备注
		1000 mg 阿托伐醌或 400 mg 氯胍，qd，连续 3 日；或奎宁 30 mg/(kg·d)（最大剂量 2 g/d），tid，PO，连续 3~7 日联合多西环素 4 mg/(kg·d)，bid，连续 7 日或克林霉素 30 mg/(kg·d)，tid（最大剂量 900 mg, tid），连续 7 日。 2. 静脉药物治疗：青蒿琥酯，≥20 kg 儿童，每次 2.4 mg/kg，分别在 0 小时、12 小时、24 小时和 48 小时静脉注射；<20 kg 儿童，每次 3 mg/kg，分别在 0 小时、12 小时、24 小时和 48 小时 IV；并在青蒿琥酯后加上以下一种药物，青蒿素甲醚或苯芴醇，A-P，多西环素（孕妇用克林霉素）；如果没有其他选择，可用甲氟喹，均按上述剂量服用。 3. 预防间日疟、卵形疟复发：伯氨喹（给药前排查 G-6-PD 缺乏症）0.5 mg/(kg·d)，PO，连续 14 日。	物或牛奶同服。 7. 对伯氨喹耐药间日疟或卵形疟复发，可考虑重新使用伯氨喹 30 mg 治疗 28 日。
	氯喹敏感型恶性疟原虫，间日疟原虫，卵圆疟原虫，三日疟原虫	1. 口服治疗：氯喹 10 mg/kg（最大剂量 600 mg），PO，在初始剂量后 6 小时、24 小时和 48 小时再分别给予 5 mg/kg。	1. 如果没有氯喹，可以选择羟氯喹 10 mg/kg 立即口服，随后在 6 小时、24 小时和 48 小时口服 5 mg/kg。

(续表 5.2)

疾病	疾病或病原微生物	治疗方案	备注
		2. 静脉药物治疗:青蒿琥酯,如上所述。 3. 大量或长时间(数月)接触受感染的蚊子返回后:考虑用伯氨喹治疗(给药前排查 G-6-PD 缺乏症),0.5 mg/kg,PO,qd,最后 2 周用氯喹预防间日疟原虫或卵圆疟原虫复发。	2. 对伯氨喹耐药间日疟或卵形疟复发,可考虑重新使用伯氨喹 30 mg 治疗 28 日。 3. 他非诺喹于 2018 年 7 月获 FDA 批准用于预防≥16 岁间日疟复发患者;在第 1 日或第 2 日使用 300 mg 氯喹或羟氯喹治疗急性疟疾;使用前必须排查 G-6-PD 缺乏症;使用前建议进行妊娠检测;药片必须整片服用。
蛲虫(蠕形住肠蛲虫)		甲苯达唑 100 mg,2 周内重复 1 次;或口服阿苯达唑 400 mg 1 次(≥2 岁);200 mg 1 次(<2 岁),≥20 kg,400 mg,PO,2 周内重复 1 次;或双羟萘酸噻嘧啶 11 mg/kg(最大剂量 1 g),PO,2 周内重复 1 次。	1. 治疗整个家庭的复发性感染(如果失败,考虑就近治疗儿童或学校密切接触者),2 周后可能需要对接触者进行再次治疗,以防止再次感染。 2. FDA 指出,甲苯达唑尚未在 2 岁儿童中进行广泛研究。因此,在治疗<2 岁儿童时,应考虑相对的获益和风险。 3. 一些研究表明,甲苯达唑对 1 岁以下的儿童是安全的。 4. 清洁床上用品和衣物。
疥疮	疥螨	将氯菊酯(5%)乳膏涂抹全身(包括婴儿的头皮),保持 8~14 小时,然后洗掉,每周重复 1 次;或伊维菌素 200 μg/kg,	1. 清洗床上用品和衣物。 2. 有报道克罗米通治疗失败案例。 3. FDA 尚未审查伊维菌素对体重<15 kg

(续表 5.2)

疾病	疾病或病原微生物	治疗方案	备注
		PO,每周 1 次,共 2 次;或克罗米通(10%)于第 1、第 2、第 3、第 8 日夜间局部使用,用清水洗净。	的儿童的安全性和有效性数据,尽管对个别婴儿来说,治疗的益处可能大于风险。其他治疗无效的患者可考虑用林旦乳膏,但需注意毒性。 4. 治疗成功后,瘙痒可能持续数周,可以用抗组胺药治疗。
血吸虫病	埃及血吸虫,盘间血吸虫,日本血吸虫,曼氏血吸虫,湄公血吸虫	吡喹酮 40 mg/(kg·d)(适用于埃及血吸虫、曼氏血吸虫和盘间血吸虫)或 60 mg/(kg·d)(适用于日本血吸虫和湄公血吸虫),bid(40 mg/d)或 tid(60 mg/d),PO,1 日。	1. 吡喹酮需与食物和液体同服。 2. 奥胺喹 20 mg/kg,PO,bid,1 日(巴西)或 40~60 mg/(kg·d),2~3 日(非洲大部分地区)。 3. 如果在初始治疗后 6~12 周仍有虫卵,则以相同剂量重新治疗。
类圆线虫病	粪类圆线虫	伊维菌素 200 μg/kg,qd,PO,连续 1~2 日;或口服阿苯达唑 400 mg,bid,PO,连续 7 日(播散性疾病需更长时间)。	1. 阿苯达唑效果较差,但如果疗程较长,则可能有效。 2. 对于免疫功能低下的患者,特别是过度感染综合征,伊维菌素兽药制剂可能会挽救生命;直肠给药也可用于不能耐受口服给药的患者。 3. FDA 还没有审查伊维菌素对体重<15 kg 儿童的安全性和有效性的数据,尽管对个别婴儿来说,治疗的益处可能大于风险。

(续表 5.2)

疾病	疾病或病原微生物	治疗方案	备注
绦虫	牛带绦虫,猪带绦虫,短膜壳绦虫,阔节裂头绦虫,犬带绦虫	吡喹酮 5~10 mg/kg,PO,1 次(短膜壳绦虫:25 mg/kg,1 次;10 日后可重复 1 次);或氯硝柳胺 50 mg/kg(最大剂量 2 g)口服 1 次,彻底咀嚼(用于短膜壳绦虫:体重 11~34 kg,第 1 日给予单剂量 1 g,然后 500 mg/d,PO,连续 6 日;体重>34 kg:第 1 日给予单剂量 1.5 g,然后 1 g/d,PO,连续 6 日;成人:每次 2 g,连续 7 日)。	硝唑尼特可能有效,但已发表的临床数据有限。>11 岁,500 mg,bid,PO,连续 3 日;4~11 岁,200 mg,bid,PO,连续 3 日;1~3 岁,100 mg,bid,PO,连续 3 日。
弓蛔虫病	犬弓形虫(狗蛔虫)及猫弓形虫(猫蛔虫)	1. 内脏幼虫移行症:阿苯达唑 400 mg,bid,PO,连续 5 日。 2. 眼幼虫移行症:阿苯达唑 400 mg,bid,PO,连续 5 日,与泼尼松[0.5~1 mg/(kg·d),缓慢递减]合用。	1. 轻微的疾病往往不经治疗就会消失。 2. 皮质类固醇可用于严重症状的内脏幼虫移行症。 3. 甲苯达唑(100~200 mg/d,连续 5 日)是一种替代方法。 4. 伴有视力威胁炎症的眼部弓形虫:可能需要长达 2 周的阿苯达唑治疗。
弓形虫病	弓形虫	1. 严重急性弓形虫病。 乙胺嘧啶 2 mg/(kg·d),bid,PO,连续 2 日(最大剂量 100 mg),然后 1 mg/(kg·d)(最大剂量 50 mg/d),qd,	1. 免疫功能正常患者的急性弓形虫病;未怀孕的人通常是有自限性的,可能不需要治疗。 2. 对于急性疾病,克林霉素、阿奇霉素

(续表 5.2)

疾病	疾病或病原微生物	治疗方案	备注
		PO,和磺胺嘧啶 100~200 mg/(kg·d),qid,PO(严重疾病最大剂量 4~6 g/d);在每剂乙胺嘧啶中添加 10~25 mg 亚叶酸,连续 2~4 周。 2. 活动性弓形虫性脉络膜视网膜炎。乙胺嘧啶 2 mg/(kg·d),bid,PO,连续 2 日(最大剂量 100 mg),然后 1 mg/(kg·d)(最大剂量 50 mg/d),qd,PO,和磺胺嘧啶每次 75 mg/kg,PO,1 次,12 小时后给予 50 mg/kg,bid,PO(最大剂量 4 g/d)和亚叶酸 10~20 mg/d,PO。 3. 妊娠期治疗,螺旋霉素 50~100 mg/(kg·d),qid,PO。在血清转化后 8 周内开始治疗是最有效的。	或阿托伐醌加乙胺嘧啶可能对不耐受含磺胺药物的患者有效。 3. 建议有经验的眼科医生(有治疗弓形虫性脉络膜视网膜炎经验的视网膜专家)来治疗眼部疾病。在获得一线治疗之前,可以使用 TMP-SMZ 治疗眼部疾病,15~20 mg/kg TMP,75~100 mg/kg SMZ,q6~8 h,PO。 4. 疾病消退后继续治疗 2 周(或 3~6 周),同时给予皮质类固醇治疗眼部或中枢神经系统感染。如果 HIV 阳性,则延长疗程。 5. 乙胺嘧啶需与食物同服,以减少胃肠道不良反应;磺胺嘧啶应空腹随水服用。 6. 在怀孕期间的治疗、先天性感染的管理和免疫功能低下患者的弓形虫病的管理,应咨询专家意见。
旅行者腹泻		阿奇霉素 10 mg/kg,qd,连用 1~3 日;或利福昔明 200 mg,tid,PO,连续 3 日(≥12 岁);或环丙沙星。	1. 鉴于耐氟喹诺酮弯曲杆菌的高流行率,前往东南亚和印度地区的旅行者首选阿奇霉素,而不是环丙沙星。

(续表 5.2)

疾病	疾病或病原微生物	治疗方案	备注
			2. 不应使用利福昔明治疗弯曲杆菌、沙门菌、志贺菌，和其他原因的侵入性腹泻或血性腹泻，可能与菌血症相关。 3. 抗生素方案可与洛哌丁胺（≥2 岁）联合使用。 4. 利福平被批准用于治疗>18 岁成人由非侵入性大肠埃希菌菌株引起的旅行者腹泻[388 mg(2 片), bid, 连续 3 日]。
旋毛虫病	旋毛虫	阿苯达唑 400 mg, bid, PO, 连续 8~14 日或甲苯达唑 200~400 mg, tid, PO, 连续 3 日, 然后加至 400~500 mg, tid, PO, 连续 10 日。	类固醇用于中枢神经系统或心脏受累的重症感染。
滴虫病	阴道毛滴虫	替硝唑 50 mg/kg(最大剂量 2 g), PO, 1 剂或甲硝唑 2 g, PO, 1 剂或甲硝唑 500 mg, bid, PO, 连续 7 日。	1. 同时治疗性伴侣。 2. 若甲硝唑耐药，可采用高剂量甲硝唑或替硝唑治疗。
锥体虫病	美洲锥虫病（克氏锥虫）	苄硝唑口服：<12 岁, 5~8 mg/(kg·d), bid, 连续 60 日；≥12 岁, 5~7 mg/(kg·d), bid, 连续 60 日。或硝呋莫司口服：1~10 岁, 15~20 mg/(kg·d), tid 或 qid, 连续	1. 推荐用于<18 岁儿童急性和先天性感染、再激活感染和慢性感染的治疗方法；考虑 50 岁以下的慢性感染而没有晚期心肌病的患者。

(续表 5.2)

疾病	疾病或病原微生物	治疗方案	备注
		90 日；11~16 岁，12.5~15 mg/(kg·d)，tid 或 qid，连续 90 日；≥17 岁，8~10 mg/(kg·d)，tid 或 qid，连续 90 日。	2. 不良反应很常见，但在年轻患者中较少发生。 3. 怀孕期间禁用两种药。
	睡眠病 急性（血淋巴）期 [冈比亚锥虫（西非）；罗得西亚锥虫（东非）]	1. 冈比亚锥虫：喷他脒羟乙磺酸盐 4 mg/(kg·d)（最大剂量 300 mg），IM 或 IV，连续 7~10 日。 2. 罗得西亚结核：苏拉明，2 mg，静注试验剂量，然后在第 1、第 3、第 7、第 14 和第 21 日，IV。一些专家建议儿科剂量为 10~15 mg/kg（最大剂量 1 g）。	1. 所有患者均需进行脑脊液检查，以评估中枢神经系统受累情况。 2. 如对锥虫病不熟悉，应咨询传染病或热带医学专家。 3. 检查周围血液的灰白色外壳可能会有帮助。 4. 冈比亚锥虫可在淋巴结吸出物中被发现。
	中枢神经系统（晚期） [冈比亚锥虫（西非）；罗得西亚锥虫（东非）]	1. 冈比亚锥虫：依氟鸟氨酸 400 mg/(kg·d)，静脉滴注，qid，连续 14 日；或依氟鸟氨酸 400 mg/(kg·d)，IV，qid，连续 7 日，+硝呋莫司 15 mg/(kg·d)，连续 10 日。 2. 罗得西亚锥虫：美拉肿醇，2~3.6 mg/(kg·d)，IV，3 日（第 1 日每次 2 mg/kg，第 3 日增至每次 3.6 mg/kg），然后在第 11、第 12、第 13、第 21、第 22 和第 23 日使用 3.6 mg/(kg·d)；	需要进行脑脊液检查（推荐双离心机技术）；每 6 个月重复检查脑脊液，持续 2 年，以便及时发现复发。

(续表 5.2)

疾病	疾病或病原微生物	治疗方案	备注
		皮质类固醇通常与美拉肿醇一起使用，以降低中枢神经系统毒性的风险。	
鞭虫（鞭虫病）	毛首鞭虫	甲苯咪唑 100 mg，bid，PO，连续 3 日或 500 mg，qd，PO，连续 3 日；或阿苯达唑 400 mg，qd，PO，连续 3 日；或伊维菌素 200 μg/(kg·d)，qd，PO，连续 3 日。	严重侵染需治疗 5~7 日。
雅司病		阿奇霉素 30 mg/kg，最大剂量 2 g，1 次。	替代方案包括（IM）苄星青霉素和二线药物多西环素、四环素和红霉素。

第六章　儿童常用抗感染药物剂量

儿童常用抗感染药物剂量(表6.1)。

表6.1　儿童常用抗感染药物剂量

药品分类	通用名	剂型	规格	用法用量	注意事项
青霉素类	青霉素钠	注射剂	80万U	IV:5万~30万U/(kg·d),q4~12h。IM:每次2.5万U/kg,q12h。	对大部分革兰阳性菌和革兰阴性菌,以及螺旋体和放线菌有效。
	苄星青霉素	注射剂	120万U	IM:每次30万~60万U,每2~4周1次。	长效青霉素制剂。
	青霉素V钾	片剂	250 mg	25~50 mg/(kg·d),q6h。	抗菌谱类似青霉素钠。
	氨苄西林	注射剂	0.5 g / 1.0 g	IV或IM:50~200 mg/(kg·d),q6h。心内膜炎或脑膜炎:300~400 mg/(kg·d),q4~6h。	不能抵抗青霉素酶的破坏。
	苯唑西林	注射剂		IV或IM:100 mg/(kg·d)。脑膜炎:150~200 mg/(kg·d),q4~6h。	抗菌谱同青霉素类似,耐酶,耐酸。
	氯唑西林	注射剂	1.0 g	IM:25~50 mg/(kg·d),q6h。IV:50~100 mg/(kg·d),q6~12h。	抗菌谱同青霉素类似,耐酶,耐酸。
	阿莫西林	颗粒剂	每袋125 mg	20~40 mg/(kg·d),q8h。	耐酸性强,口服吸收好,抗菌谱同氨苄西林相似,但杀菌作用优于后者。
		胶囊剂	每粒250 mg		

(续表6.1)

药品分类	通用名	剂型	规格	用法用量	注意事项
	阿莫西林克拉维酸	注射剂	0.6 g(5:1)	IV:每次30 mg/kg,q6~8 h。	抗菌谱比阿莫西林广,具有广谱抑酶作用,抗菌活性同阿莫西林,对铜绿假单胞菌无效。
		片剂	457 mg(7:1) 643 mg(14:1)	以阿莫西林计:20~45 mg/(kg·d),q8 h。中耳炎:高剂量方案(14:1),90 mg/(kg·d),q12 h。	宜餐时服用,不同配比的制剂不可互相替代,口服吸收效果好。
	氨苄西林舒巴坦	注射剂	0.75 g	IV:以氨苄西林计,100~200 mg/(kg·d),q6~8 h。心内膜炎:200~300 mg/(kg·d),q4~6 h。脑膜炎:400 mg/(kg·d),q4~6 h。	抗菌谱和抗菌活性大于氨苄西林,耐酶,对铜绿假单胞菌无效。
	替卡西林克拉维酸	注射剂	3.2 g	IV:以替卡西林计,200~300 mg/(kg·d),q4~6 h。	可增强替卡西林对酶的稳定性,增强替卡西林的抗菌活性,可用于铜绿假单胞菌、嗜麦芽窄食假单胞菌的治疗。
	哌拉西林他唑巴坦	注射剂	1.125 g 2.25 g 4.5 g	IV:<6月龄,150~300 mg/(kg·d)(以哌拉西林计),q6~8 h;≥6月龄,240 mg/(kg·d)(以哌拉西林计),q8 h。对于严重的假单胞菌感染:300~400 mg/(kg·d)(以哌拉西林计),q6 h;阑尾炎和(或)腹膜炎:2~<9月龄,240 mg/(kg·d)(以哌拉西林计),q8 h;≥9月龄和≤40 kg,300 mg/(kg·d)(以哌拉西林计),q8 h。	哌拉西林他唑巴坦对哌拉西林敏感的微生物及对哌拉西林耐药的产β-内酰胺酶的微生物均有高度抗菌活性,对铜绿假单胞菌和其他假单胞菌属(包括洋葱假单胞菌、荧光假单胞菌)、嗜麦芽黄单胞菌具有抗菌活性。

(续表 6.1)

药品分类	通用名	剂型	规格	用法用量	注意事项
第一代头孢菌素	头孢唑林	注射剂	0.5 g	IV 或 IM:20~100 mg/(kg·d),q8 h。严重感染:100~150 mg/(kg·d),q6 h。	对革兰阳性菌有较强活性,一代中对革兰阴性菌的效果最好,对葡萄球菌酶耐受性好,对革兰阴性菌酶不稳定。与呋塞米合用,有增加耳、肾毒性的可能性。
	头孢拉定	注射剂	1.0 g	IV 或 IM:每次 12.5~25 mg/kg,q6 h。	对革兰阳性菌有较强活性,对革兰阴性菌活性弱。
		胶囊剂	每粒 250 mg	每次 6.25~12.5 mg/kg,q6 h。	口服后吸收迅速。
	头孢硫脒	注射剂	0.5 g	IV:50~100 mg/(kg·d),q8~12 h。	对革兰阳性球菌的活性较强,对肠球菌具有较强的体外抗菌活性。
	头孢氨苄	胶囊剂	每粒 125 mg 每粒 250 mg	25~50 mg/(kg·d),q12 h。骨和关节感染或较重感染：75~100 mg/(kg·d),q6~8 h。	
	头孢羟氨苄	片剂	每片 250 mg	30 mg/(kg·d),q12 h。	对革兰阳性菌的作用较好,对部分革兰阴性菌也有一定的活性,口服吸收效果良好。

(续表 6.1)

药品分类	通用名	剂型	规格	用法用量	注意事项
第二代头孢菌素	头孢克洛	干混悬剂	每袋 125 mg	20~40 mg/(kg·d),q8 h。	抗菌谱类似第二代头孢,口服吸收良好。
		胶囊剂	每粒 250 mg		
	头孢丙烯	干混悬剂	每袋 125 mg	15~30 mg/(kg·d),q12 h。	体外试验证明,对常见的呼吸道感染病原菌,例如,肺炎链球菌、化脓性链球菌、流感嗜血杆菌和卡塔莫拉菌高度敏感,对金黄色葡萄球菌(非 MRSA)作用亦较为明显。
		片剂	每片 250 mg		
	头孢呋辛	注射剂	0.75 g	IV 或 IM:50~150 mg/(kg·d),q6~8 h。	广谱,对酶的稳定性在第二代头孢菌素中最好,对铜绿假单胞菌无效。
	头孢呋辛酯	片剂	每片 250 mg	20~30 mg/(kg·d),q12 h;骨和关节感染,可增至 100 mg/(kg·d),q8 h。	抗菌谱同头孢呋辛注射剂,若餐后服用,则生物利用度更高。
	头孢替安	注射剂	0.5 g 1.0 g	IV:40~80 mg/(kg·d),分 3~4 次。对于小儿败血症、脑膜炎等重症和难治性感染,剂量可增至 160 mg/(kg·d)。	对革兰阳性菌的活性同头孢唑林相似,对大肠埃希菌、流感嗜血杆菌等革兰阴性菌也有抗菌活性。

(续表 6.1)

药品分类	通用名	剂型	规格	用法用量	注意事项
第三代头孢菌素	头孢地尼	片剂	每片 50 mg	14 mg/(kg·d),q12~24 h。	对革兰阳性菌和革兰阴性菌均有抗菌活性,特别是对于革兰阳性球菌中的葡萄球菌和链球菌属,比其他口服头孢菌素具有更强的活性。
		胶囊剂	每粒 100 mg		
	头孢克肟	颗粒剂	每袋 50 mg	8 mg/(kg·d),q12~24 h。	抗菌谱类似第三代头孢菌素,生物利用度不受食物影响,对铜绿假单胞菌和肠球菌无效。
		片剂	每片 50 mg 每片 100 mg		
	头孢泊肟	干混悬剂	每袋 50 mg	10 mg/(kg·d),q12 h。	
		片剂	每片 100 mg		
	头孢唑肟	注射剂	1.0 g	>6 月龄:IV,每次 50 mg/kg,q6~8 h。	请参照头孢噻肟。
	头孢噻肟	注射剂	0.5 g 1.0 g	IV 或 IM:一般感染,50~100 mg/(kg·d),q6~12 h。严重感染,150~200 mg/(kg·d),q6~8 h;脑膜炎:200~225 mg/(kg·d),q6 h。	广谱,对革兰阴性菌所产广谱酶稳定,对肠杆菌属杆菌的抗菌活性高,对铜绿假单胞菌的作用弱。
	头孢曲松	注射剂	0.5 g 1.0 g	IV:20~80 mg/(kg·d),q24 h。脑膜炎:100 mg/(kg·d),q12 h。	抗菌谱同头孢噻肟钠类似,对肠杆菌属活性比噻肟弱,40%~50%经胆道排泄,半衰期长。

(续表 6.1)

药品分类	通用名	剂型	规格	用法用量	注意事项
	头孢他啶	注射剂	1.0 g	IV:100~150 mg/(kg·d),q8 h。针对严重铜绿假单胞菌感染:200~300 mg/(kg·d),q8 h。	对铜绿假单胞菌活性强。
	头孢哌酮舒巴坦	注射剂	1.5 g	IV:30~60 mg/(kg·d),q6~12 h。对于严重感染,可增至240 mg/(kg·d),q6 h。	可增强哌酮对酶的耐受性,可增强哌酮的抗菌活性。长期使用有可能引起出血倾向。
	头孢他啶阿维巴坦	注射剂	2.5 g	IV:3~5 月龄,120 mg/(kg·d);≥6 月龄,150 mg/(kg·d),q8 h,建议滴注时间维持至少2小时。	阿维巴坦可抑制 ESBLs、KPC 和 OXA-48 碳青霉烯酶,以及 Amp-C 酶,但无法抑制金属 β-内酰胺酶。
第四代头孢菌素	头孢吡肟	注射剂	0.5 g	IV:每次 40~50 mg/kg,q8~12 h。	对 I 型 β-内酰胺酶耐受性比第三代菌素好,对铜绿假单胞菌同头孢他啶相似或略差,对革兰阳性菌活性强于第三代菌素。
第五代头孢菌素	头孢洛林	注射剂	0.4 g 0.6 g	IV:0~<2 月龄,18 mg/(kg·d);2 月龄~<2 岁,24 mg/(kg·d);≥2 岁,36 mg/(kg·d),q8 h;>33 kg,1.2 g/d,q12 h。	对 MRSA 和 MRSE 具有活性,对肠球菌活性较差。
头霉素类	头孢西丁	注射剂	0.5 g 1.0 g	IV 或 IM:80~160 mg/(kg·d),q6~8 h。	作用与第二代头孢菌素相似,同时对一些厌氧菌有良好的活性。

(续表 6.1)

药品分类	通用名	剂型	规格	用法用量	注意事项
碳青霉烯类	亚胺培南西司他丁	注射剂	0.5 g	IV 或 IM:60~100 mg/(kg·d),q6 h。	对大部分革兰阳性、革兰阴性的需氧和厌氧菌都具有强的活性,对超广谱酶稳定,但对 MRSA 和某些非发酵类革兰阴性杆菌无效,不适用于中枢感染。
	厄他培南	注射剂	1.0 g	IV 或 IM:30 mg/(kg·d),q12 h。≥13 岁:1 g/d,q24 h。	对铜绿假单胞菌效果差。
	美罗培南	注射剂	0.25 g 0.5 g	IV:每次 10~20 mg/kg,q8 h。脑膜炎或是 ICU 中怀疑肾功能亢进的脓毒症:每次 40 mg/kg,q8 h。	抗菌谱和抗菌活性与亚胺培南相似,但其不易引起中枢不良反应,故可用于中枢感染。
单环类	氨曲南	注射剂	0.5 g 1.0 g	IV 或 IM:90~120 mg/(kg·d),q6~8 h。	对革兰阳性球菌和厌氧菌不敏感,主要用于敏感革兰阴性杆菌的治疗,对铜绿假单胞菌也有一定的作用。
氨基糖苷类	阿米卡星	注射剂	0.2 g	IV 或 IM:首剂 10 mg/kg,继以每次 7.5 mg/kg,q12 h 或每次 15 mg/kg,q24 h。国外参考剂量:15~22.5 mg/(kg·d),q8~24 h。	主要针对革兰阴性菌,包括铜绿假单胞菌所致严重感染的治疗。使用时需注意药物的耳、肾毒性等不良反应。
	庆大霉素	注射剂	80 mg	IV 或 IM:3~7.5 mg/(kg·d),q8~24 h。	

(续表6.1)

药品分类	通用名	剂型	规格	用法用量	注意事项
	妥布霉素	注射剂	80 mg	IV 或 IM:3~7.5 mg/(kg·d),q8~24 h。	
	奈替米星	注射剂	100 mg	IV:6周~12岁,5.5~8.0 mg/(kg·d),q8~12 h。	
大环内酯类	红霉素	肠溶微丸	每粒 125 mg	20~40 mg/(kg·d),q6~8 h。	同注射剂,空腹服用可获得较高血药浓度。
	乳糖酸红霉素	注射剂	500 mg	15~20 mg/(kg·d),q6 h。	
	琥乙红霉素	干混悬剂	每包 100 mg	30~50 mg/(kg·d),q6 h。	肝功能不全者慎用,用药期间应监测肝功能,如发现肝功能异常,应及时停药。
	乙酰麦迪霉素	干混悬剂	100 mg×12	30~40 mg/(kg·d),3~4 次/日。	
	阿奇霉素	干混悬剂	每包 100 mg	10 mg/(kg·d),q24 h×3 日 或 10 mg/(kg·d),q24 h×1 日,继以 5 mg/(kg·d),q24 h×4 日。预防非结核分支杆菌:每次 20 mg/kg,每周 1 次。	对革兰阳性菌的作用弱于红霉素,革兰阴性菌强于后者,对肺炎支原体的作用为本类中最强的。口服吸收快,细胞内浓度高,半衰期长。
		片剂	每片 250 mg		
		注射剂	0.5 g	IV:每次 10 mg/kg,q24 h。	
	克拉霉素	干混悬剂	125 mg/5 mL	每次 7.5 mg/kg,q12 h。	抗菌谱广,抗菌作用强于红霉素。血药浓度高,半衰期长,个体之间的差异小。
		片剂	每片 250 mg		

(续表 6.1)

药品分类	通用名	剂型	规格	用法用量	注意事项
四环素类	多西环素	片剂	每片 100 mg 每片 200 mg	首日剂量:4.4 mg/(kg·d)。维持剂量:2.2~4.4 mg/(kg·d),q24 h。	耐药支原体、Q 热等的治疗。
	米诺环素	片剂	每片 100 mg	初始剂量:每次 4 mg/kg×1 次。维持剂量:每次 2 mg/kg,q12 h。	请参照多西环素。
林可酰胺类	克林霉素	注射剂	0.15 g,0.3 g	IV 或 IM:15~40 mg/(kg·d),q6~8 h。	抗菌谱同林可霉素,但抗菌活性更强,安全性更高。不推荐 4 周以内婴儿使用。
		颗粒剂	每袋 75 mg	10~40 mg/(kg·d),q8 h。	
多肽类	万古霉素	注射剂	0.5 g	IV:40~60 mg/(kg·d),q6~12 h。难辨梭状芽孢杆菌治疗:40 mg/(kg·d),q6 h。	窄谱抗菌药物,主要针对革兰阳性菌,仅用于严重的革兰阳性菌感染,对革兰阳性菌不易产生耐药性,是治疗 MRSA 的首选药物,可引起耳鸣、听力减退及肾功能损害。
	去甲万古霉素	注射剂	0.4 g	IV:16~24 mg/(kg·d),q12 h。	抗菌谱同万古霉素,作用类似。
环脂肽类	达托霉素	注射剂	500 mg	IV。复杂皮肤软组织感染:1~2 岁,每次 10 mg/kg;2~6 岁,每次 9 mg/kg;7~11 岁,每次 7 mg/kg;12~17 岁,每次 5 mg/kg,q24 h。金黄色葡萄球菌血行播散感染:1~6 岁,每次 12 mg/kg;7~11 岁,每次 9 mg/kg;12~17 岁,每次 7 mg/kg,q24 h。	在体外对革兰阳性菌显示出快速、具有浓度依赖性的杀菌活性,不适用于肺部感染治疗。

(续表 6.1)

药品分类	通用名	剂型	规格	用法用量	注意事项
噁唑烷酮类	利奈唑胺	注射剂	600 mg/300mL	PO 或 IV:<12 岁,30 mg/(kg·d),q8 h, MIC 值为 2,可增至 45 mg/(kg·d), q8 h;≥12 岁,每次 0.6 g,q12 h。	临床主要用于革兰阳性菌所致的感染,可用于耐万古霉素屎肠球菌所致感染的治疗。应当注意该药曾有引起可逆性骨髓抑制的报道。
		片剂	每片 600 mg		
	特地唑胺	片剂	每片 200 mg	≥12 岁,每次 200 mg,q24 h。	临床主要用于耐药革兰阳性菌所致的感染。
其他类	利福昔明	混悬剂	每袋 0.1 g	2~6 岁,每次 0.1 g,qid;6~12 岁,每次 0.1~0.2 g,q6 h。	临床主要用于利福昔明敏感菌引起的肠道感染。口服基本不被吸收。
磺胺类	复方 SMZ	片剂	每片 480 mg	以 SMZ 计:细菌感染,每次 20~30 mg/kg,q12 h;耶氏肺孢子菌感染,每次 18.75~25 mg/kg,q6 h。	抗菌谱较广,对耶氏肺孢子虫具有独特的疗效。2 月龄以下婴儿和新生儿禁用。
	磺胺嘧啶	片剂	每片 500 mg	120~150 mg/(kg·d),q6 h。	可用于星形诺卡菌、沙眼衣原体感染。2 月龄以下婴儿和新生儿禁用。
喹诺酮类	环丙沙星	注射剂	0.2 g/100 mL	IV:每次 20~30 mg/kg,q12 h。	广谱抗菌药物,对革兰阴性杆菌具有良好的抗菌活性,对厌氧菌活性差,与其他氟喹诺酮类之间存在交叉耐药。
		片剂	每片 200 mg 每片 500 mg	20~40 mg/(kg·d),q12 h。	

(续表6.1)

药品分类	通用名	剂型	规格	用法用量	注意事项
	左氧氟沙星	片剂	每片 100 mg 每片 500 mg	PO 或 IV：<5 岁，每次 8~10 mg/kg，q12 h；≥5 岁，每次 8~10 mg/kg，q24 h。	广谱抗菌药物，对肺炎支原体、肺炎衣原体、嗜麦芽窄食假单胞菌等均有较好的活性。
		注射剂	500 mg		
	莫西沙星	片剂	每片 400 mg	PO 或 IV：3 月龄~<2 岁，12 mg/(kg·d)；2~<6 岁，10 mg/(kg·d)；6~<12 岁，8 mg/(kg·d)；12~18 岁（<45 kg），8 mg/(kg·d)，q12 h。	第四代广谱喹诺酮类抗菌药物，加强了对革兰阳性菌和厌氧菌的作用。
		注射剂	400 mg		
多黏菌素类	多黏菌素 B	注射剂	50 万 U	IV：1.5 万~3 万 U/(kg·d)，q12 h。	主要针对耐药革兰阴性杆菌治疗。
	多黏菌素 E 甲磺酸钠	注射剂	150 mg	IV：2.5~5 mg/(kg·d)，q8 h。	主要针对耐药革兰阴性杆菌治疗。
磷霉素类	磷霉素	注射剂	2.0 g	IV：100~300 mg/(kg·d)，q8~12 h。	主要联合其他抗菌药物治疗耐药菌感染，一般不单独使用。
硝基呋喃类	呋喃妥因	片剂	每片 50 mg	5~7 mg/(kg·d)，q6 h；预防尿路感染：每次 1~2 mg/kg，q24 h。	仅用于敏感菌所致的急性单纯性下尿路感染，如肠杆菌属、克雷伯菌属、肠球菌属、金葡菌等。
硝咪唑类	甲硝唑	片剂	200 mg×10 片	厌氧菌感染：20~50 mg/(kg·d)。阿米巴病：35~50 mg/(kg·d)。贾第虫病：15~25 mg/(kg·d)，q8 h。	口服生物利用度高。
		注射剂	0.5 g/100 mL	IV：首剂 15 mg/kg，继以每次 7.5 mg/kg，q6~8 h。	适用于各种厌氧菌感染和原虫感染。

(续表 6.1)

药品分类	通用名	剂型	规格	用法用量	注意事项
	替硝唑	片剂	每片 250 mg	每次 50 mg/kg，q24 h。	
	左奥硝唑	注射剂	0.5 g/100 mL	IV:20~30 mg/(kg·d)，q12 h。	主要用于厌氧菌所引起的多种感染性疾病。
	奥硝唑	注射剂	0.25 g	IV:20~30 mg/(kg·d)，q12 h。	主要用于厌氧菌所引起的多种感染性疾病。
抗结核药物	利福平	胶囊剂	每粒 150 mg	PO 或 IV:抗结核，10~20 mg/(kg·d)，q24 h；一般感染，10~20 mg/(kg·d)，q12~24 h。	除对分枝杆菌有明显的杀菌作用，还对脑膜炎球菌、流感嗜血杆菌、金黄色葡萄球菌、肺炎军团菌等有一定抗菌作用。空腹服用。
		注射剂	300 mg		
	利福布汀	胶囊剂	每粒 150 mg	预防 MAC:每次 5 mg/kg，q24 h。治疗 MAC 或 TB:每次 10~20 mg/kg，q24 h。	与其他抗结核药物联合用于分枝杆菌感染。
	乙胺丁醇	片剂	每片 250 mg	每次 15~25 mg/kg，q24 h。	主要与其他抗结核药联合治疗结核杆菌所致的感染。
	吡嗪酰胺	片剂	每片 500 mg	30 mg/(kg·d)，q24 h。	仅对分枝杆菌有效。
	异烟肼	片剂	每片 100 mg	10~20 mg/(kg·d)，q24 h。	对各型结核分枝杆菌都有高度选择性抗菌作用，是具有较强杀菌作用的合成抗结核药物。
		注射剂	0.1 g	IV:10~15 mg/(kg·d)，q12~24 h。	

(续表6.1)

药品分类	通用名	剂型	规格	用法用量	注意事项
抗真菌药物	两性霉素B(脱氧胆酸盐)	注射剂	25 mg	IV:初始剂量,0.02~0.1 mg/(kg·d),q24 h;一般治疗量,0.6~0.7 mg/(kg·d),q24 h,一般应<1 mg/(kg·d);毛霉菌感染,最高可用至1.5 mg/(kg·d)。	对大部分深部真菌感染都很有效,对部分曲霉菌和皮肤癣菌耐药,几乎所有患者均可出现肾功能损害。
	两性霉素B脂质体	注射剂	10 mg 50 mg	IV:初始剂量,1 mg/(kg·d),逐步增至3 mg/(kg·d),q24 h。毛霉菌感染:初始剂量为5 mg/(kg·d),q24 h,国外推荐最高剂量:10 mg/(kg·d),q24 h。	抗菌谱同两性霉素B普通制剂,耐受性优于普通制剂。
	两性霉素B胆固醇硫酸酯复合物	注射剂	50 mg	IV:3~4 mg/(kg·d),可增至6 mg/(kg·d),q24 h。	抗菌谱同两性霉素B普通制剂,耐受性优于普通制剂,体积较大,易被单核吞噬细胞系统识别并摄取至细胞内。
	制霉菌素	片剂	每片50万U	涂口:5~10万U/(kg·d),q6~8 h。	对念珠菌抗菌活性高;口服后胃肠道不吸收。
	氟康唑	胶囊剂	每粒50 mg	6~12 mg/(kg·d),q24 h。	对念珠菌、新型隐球菌、小孢子菌属、毛癣菌属等感染有效。治疗隐球菌脑膜炎时,仅作为两性霉素B和联合氟胞嘧啶初治后的维持治疗药物。

(续表6.1)

药品分类	通用名	剂型	规格	用法用量	注意事项
		注射剂	0.1 g/50mL	IV：系统性念珠菌病和隐球菌感染，6~12 mg/(kg·d)，q24 h。	主要用于念珠菌病和隐球菌病，血中和脑脊液的浓度高，对隐球菌引起的脑膜炎有特效。
	伊曲康唑	口服液	50 mg/5mL	10 mg/(kg·d)，q12 h；预防真菌感染：5 mg/(kg·d)，q12 h。	
	伏立康唑	片剂	200 mg×1	≥2岁（<50 kg），18 mg/(kg·d)，最大剂量700 mg/d；≥50 kg，400~600 mg/d，q12 h。	广谱抗真菌药物，适用于对传统抗真菌药物治疗病情难以控制和无法耐受的患者，对毛霉菌敏感性较差；与多种药物产生相互作用，如环孢霉素、他克莫司等，建议监测血药浓度以调整剂量。
		注射剂	0.2 g	IV：≥2岁（<50 kg），初始剂量，每次9 mg/kg，q12 h×2次，维持剂量，每次8 mg/kg，q12 h；≥50 kg，每次6 mg/kg，q12 h×2次，维持剂量，每次4 mg/kg，q12 h。	
	泊沙康唑	缓释片剂	每片300 mg	侵袭性真菌感染预防：≥2岁（≤40 kg），每次5~7 mg/kg；>40 kg，每次300 mg，第1日q12 h，此后q24 h。	可用于侵袭性真菌感染的治疗和预防，注意和新型抗肿瘤药物的相互作用。
		混悬剂	200 mg/5 mL	侵袭性真菌感染预防：6月龄~17岁，每次4~6 mg/kg，q8 h。	
		注射剂	300 mg	侵袭性真菌感染预防：≥2岁（≤40 kg），每次5~7 mg/kg；>40 kg，每次300 mg，第1日q12 h，此后q24 h。侵袭性真菌感染治疗：≤11岁，每次6~10 mg/kg，最大剂量每次300 mg，第1日q12 h，此后q24 h。	

（续表6.1）

药品分类	通用名	剂型	规格	用法用量	注意事项
	艾沙康唑	胶囊剂	每粒 100 mg	2~<13 岁，每次 10 mg/kg，q8 h×6 次，此后 q24 h。	可用于侵袭性曲霉菌和毛霉菌感染的治疗。
		注射剂	200 mg	IV：2~<13 岁，每次 10 mg/kg，q8 h×6 次，此后 q24 h。	
	氟胞嘧啶	片剂	每片 500 mg	100~150 mg/(kg·d)，q6 h。	对念珠菌和隐球菌引起的感染有效，一般不单独使用。进餐后服用。
	米卡芬净	注射剂	50 mg	IV：1~<4 月龄，每次 4 mg/kg；≥4 月龄，每次 2~3 mg/kg；曲霉菌感染，每次 2~6 mg/kg，q24 h。	广谱抗真菌药，主要用于严重的念珠菌感染，以及难治性或不能耐受其他抗真菌治疗的侵袭性曲霉病。
	卡泊芬净	注射剂	50 mg 70 mg	<3 月龄，每次 25 mg/m²，q24 h。≥3 月龄，IV：负荷剂量，每次 70 mg/m²，最高剂量，每次 70 mg，维持剂量，50 mg/m²；可增至每次 70 mg/m²，q24 h，最高剂量，70 mg/d。	广谱抗真菌药，主要用于严重的念珠菌感染，以及难治性或不能耐受其他抗真菌治疗的侵袭性曲霉病。
	阿尼芬净	注射剂	100 mg	IV：负荷剂量，每次 3 mg/kg，维持剂量，每次 1.5 mg/kg，q24 h。	治疗侵袭性曲霉菌、念珠菌血症和腹膜念珠菌感染。
	特比萘芬	片剂	每片 125 mg	头癣、甲癣：10~<20 kg，每次 62.5 mg，20~40 kg，每次 125 mg，>40 kg，每次 250 mg，q24 h。	治疗皮肤真菌感染。

(续表6.1)

药品分类	通用名	剂型	规格	用法用量	注意事项
抗病毒药物	利巴韦林	片剂	100 mg×20	10 mg/(kg·d),q6 h。	生物利用度约为45%。
		注射剂	0.1 g	IV:10~15 mg/(kg·d),q12 h。	对流感病毒、肺病毒肺炎、甲型肝炎、疱疹和麻疹有防治作用,但临床评价不一。
		气雾剂	150 揿×1	儿童:鼻喷或口吸,每日平均剂量15~20 mg(30~40 揿),2 日后,4 次/日或遵医嘱鼻喷或口吸。	
	阿昔洛韦	片剂	200 mg	水痘,每次 20 mg/kg,q6 h;最大剂量,80 mg/(kg·d),3~5 次/日。	对HSV Ⅰ型作用较强,对HSV Ⅱ型、水痘、HZV、EBV 也有抑制作用,对 CMV 活性较差。对 RNA 病毒无效。
		注射剂	250 mg	IV:15~45 mg/(kg·d),q8 h。免疫抑制HSV 感染:<1 岁,15~30 mg/(kg·d),q8 h;≥1 岁,30 mg/(kg·d),q8 h。HSV 脑炎:30 mg/(kg·d),q8 h。	
	更昔洛韦	胶囊剂	每粒 250 mg	维持剂量,每次 30 mg/kg, q8 h。	其抗病毒作用机理同阿昔洛韦相似,但对病毒效力更强,尤其对艾滋病患者的 CMV 有强大的抑制作用。
		注射剂	50 mg	IV:CMV 治疗诱导期,10 mg/(kg·d),q12 h;维持期,5 mg/(kg·d),q24 h。	

(续表 6.1)

药品分类	通用名	剂型	规格	用法用量	注意事项
	缬更昔洛韦	片剂	每片 450 mg	先天性 CMV 感染,32 mg/(kg·d), q12 h;预防 CMV:日剂量 = 7×体表面积×CrCl(调整 Schwarz 公式计算),q24 h。	适用于治疗免疫缺陷综合征 CMV 视网膜炎,预防高危实体器官移植者的 CMV 感染。
	伐昔洛韦	颗粒剂	每袋 75 mg	水痘:≥3 月龄,60 mg/(kg·d),q8 h。单纯疱疹;≥3 月龄,40 mg/(kg·d), q12 h。	阿昔洛韦的前体药物,进入体内水解成阿昔洛韦而抑制病毒。对单纯疱疹病毒Ⅰ(HSV-Ⅰ)和单纯疱疹病毒Ⅱ(HSV-Ⅱ)的抑制作用强,对 VZV、EBV 及 CMV 的抑制作用弱。
	莱特莫韦	片剂	每片 240 mg	3~12 岁:15~<18 kg,每次 120 mg; 18~<30 kg,每次 240 mg;≥30 kg, 每次 480 mg,q24 h。	造血干细胞移植患者预防 CMV 感染。
	膦甲酸钠	注射剂	3 g	IV。CMV 视网膜炎:诱导期, 180 mg/(kg·d), q8 h;维持期, 90~120 mg/(kg·d),q24 h。阿昔洛韦耐药的 HSV 感染,每次 40 mg/kg, q8 h 或每次 40~60 mg/kg,q12 h。	体外试验证实,本药可抑制包括 HSV、HZV、CMV 的复制。可用于治疗免疫缺陷者中严重的或危及生命的巨细胞病毒感染。
	奥司他韦	颗粒剂	每袋 15 mg		1 岁及 1 岁以上儿童的甲型和乙型流感的治疗。

(续表6.1)

药品分类	通用名	剂型	规格	用法用量	注意事项
		胶囊剂	每粒 75 mg	治疗。>1 岁：<15 kg，每次 30 mg；15~23 kg，每次 45 mg；23~40 kg，每次 60 mg；>40 kg，每次 75 mg；q12 h。国外参考剂量：1~8 月龄，每次 3 mg/kg，bid；9~11 月龄，每次 3.5 mg/kg，bid。	国外参考资料：预防流感，剂量同治疗的单次剂量，q24 h。
	玛巴洛沙韦	片剂	每片 40 mg	≥5 岁：<20 kg，每次 2 mg/kg；20~79 kg，每次 40 mg；≥80 kg，每次 80 mg。	仅需服用 1 次。
	帕拉米韦	注射剂	150 mg/100mL 300 mg/100mL	IV：每次 10 mg/kg，q24 h。	建议在出现流感症状的 48 小时内开始治疗。
	扎那米韦	吸入剂	5 mg	吸入。预防：≥5 岁，每次 10 mg，q24 h；治疗：≥7 岁，每次 10 mg，q12 h。	
	奈玛特韦或利托那韦	片剂	300 mg/100 mg	≥12 岁且≥40 kg：奈玛特韦 300 mg 联合每次利托那韦 100 mg，q12 h。	治疗新型冠状病毒感染药物。
	瑞德西韦	片剂	每片 100 mg	≥28 日龄（<40 kg）：负荷剂量，每次 5 mg/kg，维持剂量，每次 2.5 mg/kg，q24 h；≥40 kg：负荷剂量，每次 200 mg，维持剂量，每次 100 mg，q24 h。	治疗新型冠状病毒感染药物。

（续表6.1）

药品分类	通用名	剂型	规格	用法用量	注意事项
抗寄生虫药物	甲苯咪唑	片剂	每片100 mg	蛲虫病:单剂1片,此病易再感染,最好在用药2周和4周后分别重复用药1次。蛔虫病、鞭虫病、十二指肠钩虫病及混合感染:1片/次,bid,连服3日。绦虫病和粪类圆线虫病:bid,每次1片,连服3日。	用药期间无需忌食,不用加服泻药。
	阿苯达唑	片剂	每片200 mg	囊尾蚴病或包虫病:15 mg/(kg·d),q12 h。	用于蛔虫病、蛲虫病。
	吡喹酮	片剂	每片200 mg	每次20~25 mg/kg,q4~6 h×3次。	用于治疗各种血吸虫、华支睾吸虫、肺吸虫、姜片虫、绦虫和囊虫病。
	阿托伐醌	混悬剂	750 mg/5mL	耶氏肺孢子菌:1~3月龄,30~40 mg/(kg·d);4~24月龄,45 mg/(kg·d);>24月龄,30~40 mg/(kg·d),q12~24 h。	治疗HIV患儿的轻度至中度感染,建议bid;预防,qd。
	氨苯砜	片剂	每片50 mg 每片100 mg	2 mg/(kg·d),q24 h。	可与甲氧苄啶联合用于治疗耶氏肺孢子菌。
	伯氨喹	片剂	每片7.5 mg	0.39 mg/(kg·d),q24 h。	间日疟:连服14日。杀灭恶性疟配子体:连服3日。

(续表 6.1)

药品分类	通用名	剂型	规格	用法用量	注意事项
	磷酸氯喹	片剂	每片 250 mg	儿童。间日疟:首次剂量 10 mg/kg(以氯喹计算,下同),最大剂量不超过 600 mg,6 小时后按 5 mg/kg 再服 1 次,第 2、第 3 日 5 mg/(kg·d)。肠外阿米巴病:10 mg/(kg·d)(最大剂量不超过 600 mg),分 2~3 次服,连服 2 周,休息 1 周后,可重复一个疗程。	

第七章 肝功能减退抗感染药物的剂量调整

肝功能减退抗感染药物的剂量调整建议(表7.1至表7.7)。

表7.1 β-内酰胺类药品剂量调整建议

药品名称	剂量调整建议
青霉素	正常剂量应用
阿莫西林	未有特别说明,约60%以原型从尿中排泄,肝功能损害者慎用
氨苄西林(成人)	未有特别说明,约90%以原药从尿中排泄,存在胆汁排泄
苯唑西林	未有特别说明,约49%在肝脏代谢,通过尿液和胆汁途径排泄,肝病患者慎用
氯唑西林	未有特别说明,约6%药物自胆汁排出,少量药物在肝脏代谢
哌拉西林	一般无须调整剂量
美洛西林	严重肝功能损害时,减量50%使用
头孢唑林	一般无须调整剂量
头孢硫脒	未有特别说明,在机体内几乎不代谢,注射后12小时,90%以上的给药量随尿液排出
头孢拉定(口服)	未有特别说明,主要通过肾脏(80%~90%)清除
头孢呋辛	未有特别说明,注射后约89%的药物在给药后8小时内经肾脏排泄
头孢替安	未有特别说明,注射后12小时内尿中原型排泄量占50%~70%

(续表 7.1)

药品名称	剂量调整建议
头孢丙烯	一般无须调整剂量
头孢克洛	未有特别说明,口服后 8 小时内,60%~85% 的药物以原型经肾脏排泄
头孢噻肟	严重肝损时,需减量使用
头孢唑肟	24 小时内给药量的 80% 以上以原型经肾脏排泄
头孢曲松	严重肝病时,肝、肾功能均减退时需减量使用
头孢他啶	正常剂量应用
头孢哌酮(成人)	肝功能损害时或胆管堵塞时,最大剂量应不超过 4 g/d;肝肾功能合并受损时,最大剂量为 1~2 g/d
头孢吡肟	肝功能不全者无须调整剂量
头孢西丁	80%~90% 的药物以原型随尿液排出
拉氧头孢	胆道阻塞患者慎用
亚安培南西司他丁	70%~76% 的药物以原型随尿液排出,1%~2% 经胆汁排泄
美罗培南	轻度肝功能损害时无须调整剂量
阿莫西林克拉维酸	60%~80% 的药物以原型随尿液排出
氨苄西林舒巴坦钠	服用后 8 小时,75%~85% 的药物以原型随尿液排出
替卡西林克拉维酸	肝功能损害的同时合并 CrCl<10 mL/min:每 24 小时使用一次
哌拉西林他唑巴坦	一般无须调整剂量
头孢哌酮舒巴坦钠	约 85% 的舒巴坦钠和 25% 的头孢哌酮经肾脏排出体外,请参照头孢哌酮

表 7.2 氨基糖苷类（最佳方案应当根据肾功能损害评估和血药浓度监测结果来决定）药品剂量调整建议

药品名称	剂量调整建议
阿米卡星	肝功能减退时不需调整剂量
奈替米星	肝功能减退时不需调整剂量
庆大霉素	肝功能减退时不需调整剂量
妥布霉素	肝功能减退时不需调整剂量

表 7.3 大环内酯类药品剂量调整建议

药品名称	剂量调整建议
乳糖酸红霉素	按原量慎用或减量使用，酯化物应避免使用
阿奇霉素	轻中度肝功能不全者不需调整剂量，严重肝功能不全时慎用，应减量使用
克拉霉素	克拉霉素主要由肝脏代谢。肝功能损伤患者中度至严重肾功能损伤患者用药应谨慎
交沙霉素	肝病患者和严重肾功能损害者的剂量应适当减少

表 7.4 林可类药品剂量调整建议

药品名称	剂量调整建议
克林霉素	严重肝功能衰竭时需减量使用

表 7.5 其他类药品剂量调整建议

药品名称	剂量调整建议
复方 SMZ	肝功能损伤时应避免使用
环丙沙星	轻中度肝功能损伤时按正常剂量应用;重度肝功能减退减量,慎用
甲硝唑	严重肝病时减量
万古霉素	肝功能减退时无需调整剂量 建议严重肝功能损害时监测血药浓度
替考拉宁	几乎全部药物以原型从尿中排出
利奈唑胺	轻度至中度肝功能受损(Child-Pugh 评分 A 或 B)时,无须调整剂量
夫西地酸	在肝脏代谢,主要从胆汁排出,几乎不经肾脏排泄,在肝功能损害的患者中应尽量避免使用

表 7.6 抗病毒药物药品剂量调整建议

药品名称	剂量调整建议
阿昔洛韦	严重肝功能不全时慎用
更昔洛韦	无明确信息,但可引起肝功能异常
膦甲酸钠	无明确信息,但可引起肝功能异常
金刚乙胺	严重肝功能损害者,成人 100 mg/d
伐昔洛韦	肝硬化患者不建议调整剂量
α-2a 干扰素	严重肝功能损害,以及晚期失代偿性肝病或肝硬化的肝炎患者禁用

表 7.7　抗真菌药物药品剂量调整建议

药品名称	剂量调整建议
两性霉素 B	肝功能损伤时,避免使用
两性霉素脂质体	肝功能损伤时,避免使用
氟康唑	肝功能损伤时慎用,如出现肝功能持续异常或加剧,以及肝毒性临床症状,需停药
氟胞嘧啶(口服)	肝功能损伤时,慎用
伏立康唑	Child-Pugh 评分 A 和 B 级:使用正常的负荷剂量,维持剂量减少 50%。Child-Pugh 评分 C 级:只有在利大于弊的情况下使用,一般不推荐使用
卡泊芬净	轻度肝功能损伤(Child-Pugh 评分 5~6):无须调整剂量。中度肝功能损伤(Child-Pugh 评分 7~9):每日剂量减少 30%

抗感染药物临床应用指导原则见表 7.8。

表 7.8　肝功能减退感染患者抗菌药物的应用

抗菌药物				肝功能减退时的应用
青霉素 头孢唑林 头孢他啶	庆大霉素 妥布霉素 阿米卡星 其他氨基糖苷类	万古霉素 去甲万古霉素 多黏菌素	氧氟沙星 左氧氟沙星 环丙沙星 诺氟沙星	按原治疗量应用
哌拉西林 阿洛西林 美洛西林 羧苄西林	头孢噻吩 头孢噻肟 头孢曲松 头孢哌酮	红霉素 克林霉素	甲硝唑 氟罗沙星 氟胞嘧啶 伊曲康唑	严重肝病时,减量慎用

(续表7.8)

抗菌药物			肝功能减退时的应用
林可霉素	培氟沙星	异烟肼*	肝病时,减量慎用
红霉素酯化物 四环素类 氯霉素 利福平	两性霉素 B 酮康唑 咪康唑 特比萘芬	磺胺类	肝病时,避免使用

注:* 有活动性肝病时避免使用。

第八章 肾功能减退抗感染药物的剂量调整

表 8.1 和表 8.2 不适合用于以下情况。

1. 患者的 Scr 变化十分迅速（包括升高和下降）。

2. 患者明显瘦弱。

若存在上述 2 种情况，下列建议可供参考。

1. 若患者的 Scr 上升十分迅速[如>0.5~0.7 mg/(dL·d)]，可以估计患者的 CrCl 可能小于 10 mL/min。

2. 在明显瘦弱的患者中，尽管患者实际的 CrCl 要小于由公式计算得到的结果（由于肌酐生成减少），但无法估计两者相差的数值。

利用 Scr 和身长估算 CrCl（表 8.1 和表 8.2）。

表 8.1 不同年龄的 K 值

年龄	K 值
低出生体重≤1 周岁	0.33
足月儿至≤1 周岁	0.45
2~12 周岁	0.55

(续表 8.1)

年龄	K 值
13~21 周岁（女性）	0.55
13~21 周岁（男性）	0.7

表 8.2　CrCl 计算公式

公式一	GFR = K×L/Scr 注：本公式不能准确地估算<6 月龄的婴儿，以及极度饥饿和肌肉萎缩的患者。
公式二	1~18 岁　CrCl = 0.48×H/Scr
公式三	成年男性　CrCl = (140−年龄)×IBW/72×Scr
	成年女性　CrCl = 男性×0.85

注：H = 身高(cm)；L = 身长(cm)；IBW = 理想体重(kg)；GFR = 肾小球滤过率[mL/(min·173 m^2)]；CrCl = 肌酐清除率(mL/min)；Scr = 血肌酐浓度(mg/dL)，血肌酐(μmol/L)×0.011 3 = 血肌酐(mg/dL)。

以上内容基本参照 *Pediatric & Neonatal Dosage Handbook*, 29th Edition, 2022 年出版。

肾功能减退抗菌药物的剂量调整（表 8.3 至表 8.9）。

表 8.3　β-内酰胺类药物剂量调整

β-内酰类药物	肾功能减退抗菌药物的剂量调整 {＊表示估算肾小球滤过率 [mL/(min·1.73m²)] 或肌酐清除率 (mL/min)}			血液透析患者给药方式
青霉素	>50＊:无须调整剂量	10~50＊:给予常规剂量的 50%~75%	<10＊:给予常规剂量的 20%~50%	CRRT:成人参考剂量(基于透析率或超滤率 1~2 L/h 和低残余肾功能)。CVVH:负荷剂量,每次 400 万 U×1,每次 200 万 U,q4~6 h。CVVHD:负荷剂量,每次 400 万 U×1,每次 200 万~300 万 U,q4~6 h。CVVHDF:负荷剂量,每次 400 万 U×1,每次 200 万~400 万 U,q4~6 h。
氨苄西林	30~50＊:每次 35~50 mg/kg,q6 h	10~29＊:每次 35~50 mg/kg,q8~12 h	<10＊:每次 35~50 mg/kg,q12 h	间歇性血液透析:每次 35~50 mg/kg,q12 h。腹膜透析:每次 35~50 mg/kg,q12 h。CRRT:每次 35~50 mg/kg,q12 h。
阿莫西林（口服）	>30＊:无须调整剂量	10~29＊:轻中度感染,每次 8~20 mg/kg,q12 h;重度感染,每次 20 mg/kg,q12 h	<10＊:每次 8~20 mg/kg,q24 h;重度感染:每次 20 mg/kg,q24 h	血液透析:每次 20 mg/kg,q24 h,透析后给药。腹膜透析:每次 20 mg/kg,q24 h。CRRT:建议静脉使用氨苄西林。

(续表8.3)

β-内酰类药物		肾功能减退抗菌药物的剂量调整 ＊表示估算肾小球滤过率[mL/(min·1.73m²)]或肌酐清除率(mL/min)		血液透析患者给药方式
苯唑西林（成人）		≥10＊：无须调整剂量	<10＊：成人最大建议剂量，8 g/d	间歇性血液透析：无须推荐调整剂量。腹膜透析：无须推荐调整剂量，成人最大建议剂量，8 g/d。CRRT：无须调整剂量。
氯唑西林（成人）		≥10＊：无须调整剂量	<10＊：成人最大建议剂量，8 g/d	间歇性血液透析：剂量参考<10。腹膜透析：剂量参考<10。CRRT：基于高流量透析和洗脱速度20~25mL/(kg·h)和低残余肾功能：无须调整剂量。PIRRT：无须调整剂量。
哌拉西林	基于日常剂量200~300 mg/(kg·d)，q6 h调整 >50＊：无须调整剂量	30~50＊：每次35~50 mg/kg，q6 h	<30＊：每次35~50 mg/kg，q8 h	血液透析（成人）：严重感染，每次2 g，q8 h，每次透析后加用1 g。
美洛西林（成人）		10~30＊：严重全身感染，每次3 g，q8 h；复杂尿路感染，每次1.5 g，q6 h；单纯尿路感染，每次1.5 g，q8 h	<10＊：严重全身感染，每次2 g，q8 h；复杂尿路感染，每次1.5 g，q8 h	腹膜透析，每次3 g，q12 h。

(续表8.3)

β-内酰类药物	肾功能减退抗菌药物的剂量调整 {*表示估算肾小球滤过率 [mL/(min·1.73m²)] 或肌酐清除率(mL/min)}			血液透析患者给药方式
头孢唑林	基于日常剂量每次 25~50 mg/kg,q8 h 调整 30~50*:每次 25~30 mg/kg, q12 h,严重感染可用至每次 50 mg/kg,单次最大剂量 2 g	10~30*:每次 25~30 mg/kg, q24 h,严重感染可用至每次 50 mg/kg,单次最大剂量 2 g	≤10*:每次 25~30 mg/kg, q48 h,严重感染可用至每次 50 mg/kg,单次最大剂量 2 g	间歇性血液透析:每次 25~50 mg/kg,透析后给药,单次最大剂量 2 g。 腹膜透析:每次 25~30 mg/kg, q24~48 h,单次最大剂量 1 g。 CRRT:基于高通量透析和洗脱速度 ≥ 1500 mL/(m²·h)。 CVVH/CVVHD/CVVHDF: 25~50 mg/kg,q8~12 h,单次最大剂量 2 g。
头孢拉定 (成人)	基于日常剂量每次 500 mg, q6~12 h 调整 15~20*:每次 250 mg,q12~24 h	10~<15*:每次 250 mg,q24~40 h	5~<10*:每次 250 mg,q40~50 h <5*:每次 250 mg, q50~70 h	
头孢氨苄	基于日常剂量 25~50 mg/(kg·d),q6 h 调整 30~50*:每次 5~10 mg/kg, q8 h,单次最大剂量 500 mg	10~29*:每次 5~10 mg/kg, q12 h,单次最大剂量 500 mg	<10*:每次 5~10 mg/kg, q24 h,单次最大剂量 500 mg	间歇性血液透析:每次 5~10 mg/kg,q24 h,透析后给药,单次最大剂量 500 mg。 腹膜透析:每次 5~10 mg/kg, q24 h,单次最大剂量 500 mg。

(续表 8.3)

β-内酰类药物	肾功能减退抗菌药物的剂量调整 {*表示估算肾小球滤过率 [mL/(min·1.73m²)] 或肌酐清除率 (mL/min)}			血液透析患者给药方式
头孢呋辛	基于日常剂量 75~150 mg/(kg·d), q8 h 调整 ≥30*:无须调整剂量	10~29*:每次 25~50 mg/kg, q12 h	<10*:每次 25~50 mg/kg, q24 h	间歇性血液透析:每次 25~50 mg/kg, q24 h, 透析后给药。 腹膜透析:每次 25~50 mg/kg, q24 h。 CRRT:每次 25~50 mg/kg, q8 h, 也可根据洗脱速度调整为 q12~18 h。
头孢呋辛酯	基于日常剂量 30 mg/(kg·d), q12 h 调整。 ≥30*:无须调整剂量	10~29*:无须调整剂量	<10*:每次 15 mg/kg, q24 h	间歇性血液透析:每次 15 mg/kg, q24 h, 透析后给药。 腹膜透析:每次 15 mg/kg, q24 h。
头孢克洛	≥10*:无须调整剂量		<10*:给予日常剂量的 50%	间歇性血液透析:给予日常剂量的 50%, 透析日在透析后给药, 若未在透析后给药, 建议透析后补充一次服药。 腹膜透析:给予日常剂量的 50%。
头孢丙烯	基于日常剂量 30 mg/(kg·d), q12 h 调整 ≥30*:无须调整剂量		<30*:每次 7.5 mg/kg, q12 h	间歇性血液透析:每次 7.5 mg/kg, q12 h, 透析后补充每次 5 mg/kg。 腹膜透析:每次 7.5 mg/kg, q12 h。

(续表 8.3)

β-内酰胺类药物	肾功能减退抗菌药物的剂量调整 {*表示估算肾小球滤过率[mL/(min·1.73m²)]或肌酐清除率(mL/min)}			血液透析患者给药方式
头孢替安	≥16.6*:无须调整剂量			<16.6:给予日常剂量的75%,q6~8 h。
头孢噻肟	基于日常剂量100~200 mg/kg,q8 h 调整 30~50*:每次 35~70 mg/kg,q8~12 h	10~29*:每次 35~70 mg/kg,q12 h	<10*:每次 35~70 mg/kg,q24 h	间歇性血液透析:每次 35~70 mg/kg,q24 h。 腹膜透析:每次 35~70 mg/kg,q24 h。 CRRT:每次 35~70 mg/kg,q12 h。 成人 CRRT(基于每次 1~2 g,q8 h 日常剂量):CVVH,每次 1~2 g,q8~12 h;CVVHD,每次 1~2 g,q8 h;CVVHDF,每次 1~2 g,q6~8 h。
头孢唑肟 (成人)	基于日常剂量每次 1~2 g,q8~12 h 调整 >50*:无须调整剂量	10~50*:每次 1 g,q8~12 h	<10*:每次 0.5~1 g,q24 h	血液透析:每次 0.5 g,透析后给药。 腹膜透析:每次 1 g,q24 h 或每次 3 g,q48 h。 CRRT:每次 0.5~1 g,q12 h。
头孢曲松 (成人)	>15*:无须调整剂量	<15*:<2 g/d,无须调整剂量		间歇性血液透析:<2 g/d,无须调整剂量。 腹膜透析:<2 g/d,无须调整剂量。 CRRT:无须调整剂量。

（续表8.3）

β-内酰胺类药物	肾功能减退抗菌药物的剂量调整 *表示估算肾小球滤过率[mL/(min·1.73m²)]或肌酐清除率（mL/min）				血液透析患者给药方式
头孢他啶	基于日常剂量每次25~50 mg/kg, q8 h 调整 >50*：无须调整剂量	30~50*：每次 50 mg/kg, q12 h	10~29*：每次 50 mg/kg, q24 h	<10*：每次 50 mg/kg, q48 h	间歇性血液透析：每次50 mg/kg, q48 h, 透析后或透析当日给药。腹膜透析：每次50 mg/kg, q48 h。CRRT：每次50 mg/kg, q12 h。
头孢哌酮（成人）	<18*或Scr>3.5 mg/dL, 最大推荐剂量4 g/d				合并肝、肾功能衰竭时,最大推荐剂量1~2 g/d。
头孢克肟	轻中度肾功能损害：无须调整剂量	严重肾损, ≤10 或 ≤20*：给予日常剂量的50%		无尿：给予日常剂量的50%	血液透析、腹膜透析：无明显清除。
头孢地尼	≥30*：无须调整剂量		<30*：每次7 mg/kg, q24 h, 最大单次剂量300 mg		血液透析：每次7 mg/kg, q48 h, 单次最大剂量300 mg, 透析结束后,需补充1次剂量。
头孢泊肟	≥30*：无须调整剂量		<30*：q24 h, 日常单次剂量		血液透析：每周3次血液透析后给予1次日常剂量。
头孢吡肟	基于日常剂量每次50 mg/kg, q8~12 h 调整 >60*：无须调整剂量	30~60*：每次 50 mg/kg, q12~24 h, 单次最大剂量2 g	11~29*：每次 25~50 mg/kg, q24 h, 单次最大剂量2 g	<11*：每次 25~50 mg/kg, q24 h, 单次最大剂量1 g	间歇性血液透析：每次50 mg/kg, 透析后用药,单次最大剂量2 g；或每次50 mg/kg×1次（最大剂量1 g）,随后每次12.5~25 mg/kg, q24 h。腹膜透析：每次25~50 mg/kg, q24~48 h, 单次最大剂量1~2 g。CRRT：每次50 mg/kg, q8~12 h, 单次最大剂量2 g。

(续表 8.3)

β-内酰类药物	肾功能减退抗菌药物的剂量调整 [*表示估算肾小球滤过率 [mL/(min·1.73m²)] 或肌酐清除率(mL/min)]				血液透析患者给药方式
头孢洛林 （成人）	基于日常剂量每次 0.6g,q8~12 h 调整 >50*：无须调整剂量	>30~50*：每次 0.4 g,q8~12 h	15~30*：每次 0.3 g,q8~12 h	<15*：每次 0.2 g,q8~12 h	间歇性血液透析：每次 0.2 g,q8~12 h； 腹膜透析：每次 0.2 g,q8~12 h； CRRT[基于洗脱速度 20~25 mL/(kg·h) 或 1500~3000 mL/h]：每次 0.4 g,q8~12 h。
头孢西丁	基于日常剂量每次 20~40 mg/kg,q6 h 调整 30~50*：每次 20~40 mg/kg,q8 h	10~29*：每次 20~40 mg/kg,q12 h		<10*：每次 20~40 mg/kg,q24 h	间歇性血液透析：每次 20~40 mg/kg,q24 h。 腹膜透析：每次 20~40 mg/kg,q24 h。 CRRT：每次 20~40 mg/kg,q8 h。
头孢美唑 （成人）	基于日常剂量每次 1 g,q12 h 调整 30~60*：每次 1 g,q24 h 或每次 0.5 g,q12 h	10~29*：每次 1 g,q48 h 或每次 0.25 g,q12 h		<10*：每次 1 g,q120 h 或每次 0.1 g,q12 h	
亚胺培南西司他丁	基于日常剂量 60~100 mg/(kg·d),q6 h 调整 30~50*：每次 7~13 mg/kg,q8 h	10~29*：每次 7.5~12.5 mg/kg,q12 h		<10*：每次 7.5~12.5 mg/kg,q24 h	间歇性血液透析：每次 7.5~12.5 mg/kg,q24 h,透析后或透析当日使用。 腹膜透析：每次 7.5~12.5 mg/kg,q24 h。 CRRT：每次 7~13 mg/kg,q8 h。

(续表8.3)

β-内酰类药物	肾功能减退抗菌药物的剂量调整 { * 表示估算肾小球滤过率 [mL/ (min · 1.73m^2)] 或肌酐清除率（mL/min）}			血液透析患者给药方式
美罗培南	基于日常剂量每次 20~40 mg/kg，q8 h 调整 25~50*：每次 20~40 mg/kg， q12 h，单次最大剂量 2 g	10~<25*：每次 10~20 mg/kg， q12 h，单次最大剂量 1 g	<10*：每次 10~20 mg/kg， q24 h，单次最大剂量 1 g	间歇性血液透析：每次 25 mg/kg， q24 h 或每次 40 mg/kg，q48 h， 透析后使用，单次最大剂量 2 g。 腹膜透析：每次 10~20 mg/kg， q24 h，单次最大剂量 1 g。 CRRT：每次 20~40 mg/kg，q8 h， 建议连续静脉滴注 1~4 小时， 单次最大剂量 2 g。
厄他培南 （成人）	基于日常剂量每次 1 g，q24 h 调整 ≥30*：无须调整剂量		<30*：每次 0.5 g，q24 h	间歇性血液透析：每次 0.5~ 1 g，每周 3 次血液透析后给药。 腹膜透析：每次 0.5 g，q24 h。 CRRT[基于洗脱速度 20~25 mL/（kg · h）或 1500~3000 mL/h]：每次 1 g，q24 h。
氨曲南	基于日常剂量 90~120 mg/(kg · d)，q8 h 调整 ≥30*：无须调整剂量	10~29*：每次 15~20 mg， q8 h	<10*：每次 7.5~10 mg/kg， q12 h	间歇性血液透析：每次 7.5~ 10 mg/kg，q12 h。 腹膜透析：每次 7.5~10 mg/kg， q12 h。 CRRT：无须调整剂量。

（续表8.3）

β-内酰胺类药物	肾功能减退抗菌药物的剂量调整 * 表示估算肾小球滤过率 [mL/(min·1.73m²)] 或肌酐清除率（mL/min）			血液透析患者给药方式
阿莫西林克拉维酸（以阿莫西林剂量计算）	PO,基于日常剂量 20～40 mg/(kg·d),q8 h 或 25～45 mg/(kg·d),q12 h 调整 ≥30*：无须调整剂量	10~29*：每次 8~20 mg/kg,q12 h	<10*：每次 8~20 mg/kg,q24 h	间歇性血液透析：每次 8~20 mg/kg,q24 h,透析后使用。 腹膜透析：每次 8~20 mg/kg,q24 h。
	PO,基于日常剂量 80~90 mg/(kg·d),q12 h 调整 ≥30*：无须调整剂量	10~29*：每次 20 mg/kg,q12 h	<10*：每次 20 mg/kg,q24 h	间歇性血液透析：每次 20 mg/kg,q24 h,透析后使用。 腹膜透析：每次 20 mg/kg,q24 h。
	IV(≥40 kg) >30*：无须调整剂量	10~30*：1 g×1 次,随后每次 0.5 g,q12 h	<10*：1 g×1 次,随后每次 0.5 g,q24 h	间歇性血液透析：1 g×1 次,随后每次 0.5 g,q24 h,每次透析后额外给予 0.5 g。 CRRT：考虑静脉使用氨苄西林舒巴坦。
氨苄西林舒巴坦钠	≥30*：无须调整剂量	15～29*：q12 h,日常推荐剂量	5～14*：q24 h,日常推荐剂量	成人：基于日常剂量每次 1.5~3 g,q6 h 调整。 间歇性血液透析：每次 1.5~3 g,q12~24 h,透析后使用。 腹膜透析：每次 1.5 g,q12 h 或每次 3 g,q24 h。 CRRT：CVVH,每次 3 g,q12 h；CVVHD 或 CVVHDF,每次 3 g,q8 h。

(续表 8.3)

β-内酰类药物	肾功能减退抗菌药物的剂量调整 {*表示估算肾小球滤过率[mL/(min·1.73m²)]或肌酐清除率(mL/min)}			血液透析患者给药方式
替卡西林克拉维酸（成人）	基于日常最大推荐剂量每次 3.2 g,q4 h 30~50*：每次 3.2 g,q8 h	10~<30*：每次 1.6 g,q8 h	<10*：每次 1.6 g,q12 h	基于日常推荐剂量每次 3.2 g,q4~6 h。 间歇性血液透析：每次 2 g,q12 h,透析后补充 3.2 g。 腹膜透析：每次 3.2 g,q12 h。 CRRT:CVVH,每次 2 g,q6~8 h；CVVHD,每次 3.2 g,q6~8 h；CVVHDF,每次 3.2 g,q6 h。
哌拉西林他唑巴坦（以哌拉西林剂量计算）	基于日常剂量每次 67~100 mg/kg,q8 h 调整 ≥40*：无须调整剂量	20~<40*：每次 45~75 mg/kg,q8 h	<20*：每次 45~75 mg/kg,q12 h	间歇性血液透析：每次 50~100 mg/kg,q12 h,建议透析日在透析后使用。 腹膜透析：每次 50~100 mg/kg,q12 h。 CRRT:每次 100 mg/kg,q8 h 或 200 mg/(kg·d),24 小时连续静脉滴注。 成人：CVVH,每次 2.25~3.375 g,q6~8 h；CVVHD,每次 3.375~4.5 g,q6 h；CVVHDF,每次 3.375~4.5 g,q6 h。
	基于日常剂量每次 50~75 mg/kg,q6 h 调整 ≥40*：无须调整剂量	20~<40*：每次 35~50 mg/kg,q6 h	<20*：每次 35~50 mg/kg,q8 h	
	基于日常剂量每次 100~133 mg/kg,q8 h 调整 ≥40*：无须调整剂量	20~<40*：每次 70~90 mg/kg,q8 h	<20*：每次 70~90 mg/kg,q12 h	

(续表8.3)

β-内酰类药物	肾功能减退抗菌药物的剂量调整 [*表示估算肾小球滤过率 [mL/(min·1.73m^2)] 或肌酐清除率(mL/min)]			血液透析患者给药方式
	基于日常剂量每次 75~100 mg/kg,q6 h 调整 ≥40*:无须调整剂量	20~<40*:每次 50~70 mg/kg,q6 h	<20*:每次 50~70 mg/kg,q8 h	
	基于每次 100 mg/kg,q6~8 h,每次连续静脉滴注 3~4 小时调整 ≥40*:无须调整剂量	20~<40*:每次 70 mg/kg,q8 h,每次连续滴注 3~4 小时调整	<20*:每次 70 mg/kg,q12 h,每次连续滴注 3~4 小时调整	
头孢他啶阿维巴坦	≥2 岁(以头孢他啶剂量计算) 31~50*:每次 25 mg/kg,q8 h,单次最大剂量 1 g	16~30*:每次 19 mg/kg,q12 h,单次最大剂量 0.75 g	6~15*:每次 19 mg/kg,q24 h,单次最大剂量 0.75 g ≤5*:每次 19 mg/kg,q48 h,单次最大剂量 0.75 g	终末期肾病间歇性血液透析:透析日透析后给药。 腹膜透析(成人,以头孢他啶阿维巴坦剂量计算):每次 0.94 g,q24~48 h。 CRRT[基于洗脱速度 20~25 mL/(kg·h) 或 1500~3000 mL/h]:每次 1.25 g,q8 h。
头孢哌酮舒巴坦钠(成人)	15~30*:舒巴坦最大剂量,2 g/d,q12 h		<15*:舒巴坦最大剂量,1 g/d,q12 h	

表8.4 氨基糖苷类药物剂量调整（最佳方案应当根据肾功能损害评估和血药浓度监测结果来决定）

氨基糖苷类药物	肾功能减退抗菌药物的剂量调整 {*表示估算肾小球滤过率[mL/(min·1.73 m²)]或肌酐清除率（mL/min）}				血液透析患者给药方式
阿米卡星	基于日常剂量每次5~7.5 mg/kg，q8 h调整 >50*：无须调整剂量	30~50*：q12~18 h，日常单次剂量	10~29*：q18~24 h，日常单次剂量	<10*：q48~72 h，日常单次剂量	间歇性血液透析：每次5 mg/kg，根据血药浓度监测结果给药。 腹膜透析：每次5 mg/kg，根据血药浓度监测结果给药。 CRRT：每次7.5 mg/kg，q12 h，建议监测血药浓度。
奈替米星（成人）	50~90*：q8~12 h给予50%~90%的正常剂量	10~<50*：q12 h给予20%~60%的正常剂量		<10*：q24~48 h给予10%~20%的正常剂量	血液透析：每次2~2.5 mg/kg，透析后给药。
庆大霉素	基于日常剂量每次2.5 mg/kg，q8 h调整 >50*：无须调整剂量	30~50*：q12~18 h，日常单次剂量	10~29*：q18~24 h，日常单次剂量	<10*：q48~72 h，日常单次剂量	间歇性血液透析：每次2 mg/kg，根据血药浓度监测结果给药。 腹膜透析：每次2 mg/kg，根据血药浓度监测结果给药。 CRRT：每次2~2.5 mg/kg，q12~24 h，建议监测血药浓度。
妥布霉素（成人）	基于日常剂量2.5 mg/kg，q8 h调整 >50*：无须调整剂量	30~50*：q12~18 h，日常单次剂量	10~29*：q18~24 h，日常单次剂量	<10*：q48~72 h，日常单次剂量	间歇性血液透析：每次2 mg/kg，根据血药浓度监测结果给药。 腹膜透析：每次2 mg/kg，根据血药浓度监测结果给药。 CRRT：每次2~2.5 mg/kg，q12~24 h，建议监测血药浓度。

表8.5 大环内酯类药物剂量调整

大环内酯类药物	肾功能减退抗菌药物的剂量调整 {＊表示估算肾小球滤过率 [mL/ (min · 1.73 m²)] 或肌酐清除率（mL/min）}			血液透析患者给药方式
红霉素	口服：基于日常剂量每次 30~50 mg/kg，q6~8 h 调整 ≥10＊：无须调整剂量		<10＊：每次 10~17 mg/kg，q8 h	间歇性血液透析、腹膜透析：每次 10~17 mg/kg，q8 h。 CRRT（成人）：无须调整剂量。
阿奇霉素	轻至重度肾损伤：建议无须调整剂量			血液透析、腹膜透析和 CRRT：建议无须调整剂量，无须额外增加补充剂量。
克拉霉素	口服：基于日常剂量每次 7.5 mg/kg，q12 h 调整 ≥30＊：无须调整剂量	10~29＊：每次 4 mg/kg，q12 h	<10＊：每次 4 mg/kg，q24 h	血液透析：每次 4 mg/kg，q24 h，透析完毕后给药。 腹膜透析：每次 4 mg/kg，q24 h。 CRRT：CVVHD，每次 4 mg/kg，q12 h。

表8.6 林可类药物剂量调整

林可类药物	肾功能减退抗菌药物的剂量调整	血液透析患者给药方式
克林霉素	轻至重度肾损伤：建议无须调整剂量	血液透析、腹膜透析和 CRRT：建议无须调整剂量。

表8.7 抗病毒药物剂量调整

抗病毒药物	肾功能减退时抗菌药物的调整剂量 {＊表示估算肾小球滤过率 [mL/ (min · 1.73 m²)] 或肌酐清除率（mL/min）}				血液透析患者给药方式
阿昔洛韦	建议严密监测肾功能，静脉用药 >50＊：无须调整剂量	25~50＊：按日常单次剂量，q12 h	10~<25＊：按日常单次剂量，q24 h	<10＊：按日常单次剂量的 50%，q24 h	间歇性血液透析：每次 5 mg/kg，q24 h，透析当日在透析完毕后给药。 腹膜透析：每次 5 mg/kg，q24 h。

(续表 8.7)

抗病毒药物	肾功能减退抗菌药物的剂量调整 [*表示估算肾小球滤过率 [mL/(min·1.73 m²)] 或肌酐清除率（mL/min）]				血液透析患者给药方式
更昔洛韦	基于诱导剂量每次 5 mg/kg,q12 h 调整 50~<70*:每次 2.5 mg/kg,q12 h	25~<50*:每次 2.5 mg/kg,q24 h	10~<25*:每次 1.25 mg/kg,q24 h	<10*:每次1.25 mg/kg, 每周3次(q48~72 h)	CRRT:每次10 mg/kg,q12 h。 间歇性血液透析:诱导治疗,每次1.25 mg/kg,每周3次,透析当日在透析后给药;维持治疗,每次0.625 mg/kg,每周3次,透析当日在透析后给药。 腹膜透析:诱导治疗,每次1.25 mg/kg,每周3次;维持治疗,每次0.625 mg/kg,每周3次。 CRRT[基于洗脱速度20~25 mL/(kg·h)或1500~3000 mL/h]:CVVH诱导治疗,每次2.5 mg/kg,q24 h;维持治疗,每次1.25 mg/kg,q24 h;CVVHD或CVVHDF,诱导治疗,每次2.5 mg/kg,q12 h。
	基于维持剂量每次 5 mg/kg,q24 h 调整 50~<70*:每次 2.5 mg/kg,q24 h	25~<50*:每次 1.25 mg/kg,q24 h	10~<25*:每次 0.625 mg/kg,q24 h	<10*:每次 0.625 mg/kg,每周3次(q48~72 h)	
缬更昔洛韦 (>16岁)	诱导剂量 40~59*:450 mg,q12 h 维持剂量 40~59*:450 mg,q24 h	25~39*:450 mg,q24 h 25~39*:450 mg,q48 h	10~24*:450 mg,q48 h 10~24*:450 mg,每周2次	<10*:不推荐使用,建议使用更昔洛韦 <10*:不推荐使用,建议使用更昔洛韦	终末期肾病间歇性血液透析:不推荐使用,建议使用更昔洛韦。

（续表 8.7）

抗病毒药物	肾功能减退抗菌药物的剂量调整 [*表示估算肾小球滤过率 [mL/(min·1.73 m²)] 或肌酐清除率 (mL/min)]						血液透析患者给药方式
膦甲酸钠 [诱导剂量，按 CrCl mL/(min·kg) 调整]	基于每次 40 mg/kg, q12 h 调整 >1~1.4:每次 30 mg/kg, q12 h	>0.8~1:每次 20 mg/kg, q12 h	>0.6~0.8:每次 35 mg/kg, q24 h	>0.5~0.6:每次 25 mg/kg, q24 h	0.4~0.5:每次 20 mg/kg, q24 h	<0.4:不推荐使用	间歇性血液透析:每次 45~60 mg/kg,透析后使用,建议监测血药浓度,峰浓度维持在 500~800 μmol 浓度。腹膜透析:每次 60 mg/kg,q48~78 h,疱疹性脑炎或带状疱疹感染可能需要使用更高剂量。
	基于每次 40 mg/kg, q8 h 调整 >1~1.4:每次 30 mg/kg, q8 h	>0.8~1:每次 35 mg/kg, q12 h	>0.6~0.8:每次 25 mg/kg, q12 h	>0.5~0.6:每次 40 mg/kg, q24 h	0.4~0.5:每次 35 mg/kg, q24 h	<0.4:不推荐使用	
	基于每次 60 mg/kg, q8 h 调整 >1~1.4:每次 45 mg/kg, q8 h	>0.8~1:每次 50 mg/kg, q12 h	>0.6~0.8:每次 40 mg/kg, q12 h	>0.5~0.6:每次 60 mg/kg, q24 h	0.4~0.5:每次 50 mg/kg, q24 h	<0.4:不推荐使用	
	基于每次 90 mg/kg, q12 h 调整 >1~1.4:每次 70 mg/kg, q12 h	>0.8~1:每次 50 mg/kg, q12 h	>0.6~0.8:每次 80 mg/kg, q24 h	>0.5~0.6:每次 60 mg/kg, q24 h	0.4~0.5:每次 50 mg/kg, q24 h	<0.4:不推荐使用	

(续表8.7)

抗病毒药物	肾功能减退时抗菌药物的调整剂量 {*表示估算肾小球滤过率[mL/(min·1.73 m²)]或肌酐清除率(mL/min)}					血液透析患者给药方式
膦甲酸钠[维持剂量，按CrCl mL/(min·kg)调整]	基于每次90 mg/kg,q24 h调整 >1~1.4:每次70 mg/kg,q24 h	>0.8~1:每次50 mg/kg,q24 h	>0.6~0.8:每次80 mg/kg,q48 h	>0.5~0.6:每次60 mg/kg,q48 h	0.4~0.5:每次50 mg/kg,q48 h	<0.4:不推荐使用	
	基于每次90 mg/kg,q24 h调整 >1~1.4:每次90 mg/kg,q24 h	>0.8~1:每次65 mg/kg,q24 h	>0.6~0.8:每次105 mg/kg,q48 h	>0.5~0.6:每次80 mg/kg,q48 h	0.4~0.5:每次65 mg/kg,q48 h	<0.4:不推荐使用	
奥司他韦（成人）	基于每次75 mg,q24 h预防调整。≥60*:无须调整剂量	>30~<60*:每次30 mg,q24 h	>10~30*:每次30 mg,q48 h	≤10*:每次30 mg,每周1次			间歇性血液透析:治疗剂量,首剂30 mg,随后每次透析后服用30 mg;预防剂量,首剂30 mg,随后每2次透析后服用30 mg。腹膜透析:治疗剂量,75 mg 1次;预防剂量,首次30 mg,随后每周1次30 mg。CRRT[基于洗脱速度20~25 mL/(kg·h)或1500~3000 mL/h]:治疗剂量,每次75 mg,q24 h。
	基于每次75 mg,q12 h治疗调整 ≥60*:无须调整剂量	>30~<60*:首剂75 mg,每次30 mg,q12 h	>10~30*:每次30 mg,q24 h	≤10*:每次30 mg,q48 h			

(续表 8.7)

抗病毒药物	肾功能减退抗菌药物的剂量调整 {*表示估算肾小球滤过率 [mL/(min·1.73 m^2)] 或肌酐清除率 (mL/min)}			血液透析患者给药方式
帕拉米韦	普通流感,≥2岁,≥50*:无须调整剂量	30~49*:每次 4 mg/kg,最大剂量:每次 200 mg	10~29*:每次 2 mg/kg,最大剂量:每次 100 mg	血液透析(终末期肾病):每次 2 mg/kg,最大剂量:每次 100 mg,透析后使用。CRRT:根据残余肾功能和 CRRT 清除率(超滤流速+透析液流速)相加计算药物清除率。
玛巴洛沙韦	80.1%药物由粪便排泄			
伐昔洛韦	30~50*:每次 20 mg/kg,q12 h	10~29*:每次 20 mg/kg,q24 h	<10*:每次 10 mg/kg,q24 h	血液透析:建议透析后给药。
西多福韦	腺病毒感染,基于每次 5 mg/kg,每周 1 次调整剂量。<90 或是 Scr>1.5 mg/dL 或是 CrCl<0.3 mL/(min·kg)或是蛋白尿>2+:每次 0.5~1 mg/kg,每周 3 次,2 周后可将剂量减少至每次 0.5~1 mg/kg,每 2 周 1 次			血液透析:建议透析后 1 小时或透析前 4 小时给药。

表 8.8　抗真菌药物剂量调整

抗真菌药物	肾功能减退抗菌药物的调整剂量 {*表示估算肾小球滤过率 [mL/(min·1.73 m^2)] 或肌酐清除率 (mL/min)}				血液透析患者给药方式
两性霉素 B（成人）	正常:q24 h,每次 0.4~1.0 mg/kg	50~90*:不调整剂量	10~50*:不调整剂量	<10*:q24~48 h,正常剂量	CRRT:无须调整剂量。
	若是两性霉素 B 引起的肾功能损害,可将每日剂量减半,或 q48 h。有时可能需要血肌酐浓度开始下降后才能使用。				

(续表 8.8)

抗病毒药物	肾功能减退抗菌药物的剂量调整 ｜＊表示估算肾小球滤过率［mL/（min·1.73 m²）］或肌酐清除率（mL/min）｜				血液透析患者给药方式
两性霉素脂质体（成人）	正常：q24 h，每次3~5 mg/kg	50~90＊：不调整剂量	10~<50＊：不调整剂量	<10＊：q24~48 h，正常剂量	CRRT：无须调整剂量。
氟康唑	≥50＊：无须调整剂量		<50＊：q48 h，使用单次常规剂量或首次使用单次常规剂量，随后 q24 h，使用单次常规剂量的 50%		间歇性血液透析：每次透析后给予单次常规剂量。 腹膜透析：q24 h 或 q48 h，使用单次常规剂量的 50%。 CRRT：负荷剂量，每次 6~12 mg/kg，q24 h，最大推荐剂量每次 800 mg，但部分适应证可能需要更大的剂量。
伊曲康唑	<30＊：不推荐使用注射制剂；口服无须调整剂量，建议按照监测谷浓度调整剂量				间歇性血液透析、腹膜透析和 CRRT：口服无须调整剂量，建议按照监测谷浓度调整剂量。
伏立康唑	PO：无需调整剂量 IV：CrCl<50 mL/min 时，建议更换为口服用药				间歇性血液透析、腹膜透析和 CRRT：口服无须调整剂量。
泊沙康唑	PO：无需调整剂量 IV：CrCl<50 mL/min 时，监测血肌酐水平，建议必要时更换为口服用药				间歇性血液透析、腹膜透析和 CRRT（成人）：无须调整剂量。
艾沙康唑（成人）	肾功能损害时，无须调整剂量				间歇性血液透析、腹膜透析（成人）：无须调整剂量。 CRRT：无须调整剂量，建议进行治疗药物监测调整。

(续表 8.8)

抗病毒药物	肾功能减退抗菌药物的剂量调整 { * 表示估算肾小球滤过率 [mL/ (min · 1.73 m²)] 或肌酐清除率（mL/min）}			血液透析患者给药方式
卡泊芬净	无须调整剂量			间歇性血液透析、腹膜透析和 CRRT(成人)：一般无须调整剂量,部分研究显示成人需要较大负荷剂量,如每次 100 mg。
米卡芬净	无须调整剂量			间歇性血液透析、腹膜透析和 CRRT(成人)：无须调整剂量。
氟胞嘧啶 （PO）	基于日常初始剂量每次 25~37.5 mg/kg,q6 h 调整,建议进行 TDM。 30~50*：每次 25~37.5 mg/kg,q8 h	10~29*：每次 25~37.5 mg/kg,q12 h	<10*：每次 25~37.5 mg/kg,q24 h	血液透析、腹膜透析：每次 25~37.5 mg/kg,q24 h。

表8.9 其他类药物剂量调整

其他类药物	肾功能减退抗菌药物的剂量调整 { * 表示估算肾小球滤过率 [mL/ (min · 1.73 m²)] 或肌酐清除率（mL/min）}			血液透析患者给药方式
复方 SMZ	基于日常剂量 30~72 mg/(kg·d),q12~24 h 调整 >30*：无须调整剂量	15~30*：慎用,适当监护,15~36 mg/(kg·d),q12~24 h	<15*：不推荐,使用时需严密监护,7.5~36 mg/(kg·d),q12~24 h	间歇性血液透析：一般感染,每次 18~30 mg/kg,q24 h,透析当日在透析前给药,可以考虑在透析后补充每次 15 mg/kg；耶氏肺孢子菌感染,每次 30 mg/kg,

(续表8.9)

其他类药物	肾功能减退抗菌药物的剂量调整 *表示估算肾小球滤过率[mL/(min·1.73 m²)]或肌酐清除率(mL/min)			血液透析患者给药方式
	基于日常剂量 90~120 mg/(kg·d),q6~8 h调整 >30*:无须调整剂量	15~30*:慎用,做适当监护,45~60 mg/(kg·d),q8~12 h	<15*:不推荐,使用时需严密监护,22.5~60 mg/(kg·d),q12~24 h	q12 h,透析当日在透析前给药,可以考虑在透析后补充每次15 mg/kg。 腹膜透析:按<15*时剂量给药。 CRRT(成人):PO,每次15~45 mg/kg,q12 h。静脉滴注:CVVH,每次15~45 mg/kg,q12 h;CVVHD,每次24~30 mg/kg,q6~8 h;CVVHDF,每次24~30 mg/kg,q6~8 h。
	基于日常剂量每次480~960 mg,q24 h 或每次960 mg,每周3次调整剂量 >30*:无须调整剂量	15~30*:慎用,做适当监护,每次480 mg,q24 h 或每周3次	<15*:不推荐,使用时需严密监护,每次480 mg,每周3次	
多西环素	轻至重度肾损伤:建议无须调整剂量			血液透析、腹膜透析和CRRT:建议无须调整剂量,无须额外增加补充剂量。
米诺环素	轻至重度肾损伤:建议无须调整剂量			血液透析、腹膜透析和CRRT:建议无须调整剂量,无须额外增加补充剂量。
替加环素	轻至重度肾损伤:建议无须调整剂量			血液透析、腹膜透析和CRRT:建议无须调整剂量,无须额外增加补充剂量。

(续表 8.9)

其他类药物	肾功能减退抗菌药物的剂量调整 *表示估算肾小球滤过率 [mL/(min·1.73 m^2)] 或肌酐清除率 (mL/min)			血液透析患者给药方式
环丙沙星	≥30*：无须调整剂量	10~29*：每次 10~15 mg/kg, q18 h	<10*：每次 15 mg/kg, q24 h	血液透析、腹膜透析：每次 10~15 mg/kg, q24 h。CRRT：每次 10~15 mg/kg, q12 h。
左氧氟沙星	基于日常剂量每次 5~10 mg/kg, ≤5 岁, q12 h, >5 岁, q24 h 调整 ≥30*：无须调整剂量	10~29*：每次 5~10 mg/kg, q24 h	<10*：每次 5~10 mg/kg, q48 h	间歇性血液透析、腹膜透析：每次 5~10 mg/kg, q48 h; CRRT：每次 10 mg/kg, q24 h。
莫西沙星	轻至重度肾损伤：建议无须调整剂量			血液透析、腹膜透析和 CRRT：建议无须调整剂量，无须额外增加补充剂量。
甲硝唑	基于日常剂量 15~30 mg/(kg·d), q6~8 h 调整 ≥10*：无须调整剂量		<10*：每次 4 mg/kg, q6 h	间歇性血液透析、腹膜透析：每次 4 mg/kg, q6 h。CRRT：无须调整剂量。
替硝唑	>3 岁：肾功能损害无须调整剂量			血液透析：若透析前曾用药，建议透析结束后补充 1/2 单次剂量。

(续表 8.9)

其他类药物	肾功能减退抗菌药物的剂量调整 * 表示估算肾小球滤过率 [mL/ (min · 1.73 m²)] 或肌酐清除率（mL/min）			血液透析患者给药方式
万古霉素	基于日常剂量每次 10 mg/kg,q6 h 或每次 15 mg/kg,q8 h 调整 30~50*:每次 10 mg/kg,q12 h	10~29*:每次 10 mg/kg,q18~24 h	<10*:初始剂量每次 10 mg/kg,根据血药浓度监测结果调整剂量	间歇性血液透析、腹膜透析:初始剂量每次 10 mg/kg,根据血药浓度监测结果调整剂量。CRRT:每次 10 mg/kg,q12~24 h 或 40~50 mg/(kg·d)(按去脂体重计),q8~12 h。
替考拉宁（成人）	疗程第 4 日或第 5 日起:30~<80*,每次 6~12 mg,q48 h 或每次 3~6 mg/kg,q24 h		从疗程第 4 日或第 5 日起:<30*,每次 6~12 mg,q72 h 或每次 2~4 mg/kg,q24 h	间歇性血液透析、腹膜透析:每次 6~12 mg,q72 h 或每次 2~4 mg/kg,q24 h。CRRT:[基于洗脱速度 20~25 mL/(kg·h) 或 1500~3000 mL/h]:轻中度感染,负荷剂量每次 12 mg/kg,q12 h×2 次,维持剂量每次 3~6 mg/kg,q24~48 h;重度感染,负荷剂量每次 12 mg/kg,q12 h×4 次,维持剂量每次 12 mg/kg,q24~48 h。
利奈唑胺	轻至重度肾损伤:建议无须调整剂量;成人<30*:建议使用超过 72 小时,根据治疗药物监测结果调整剂量			间歇性血液透析、腹膜透析:每次 10 mg/kg,q12 h。CRRT:无须调整剂量;

(续表 8.9)

其他类药物	肾功能减退抗菌药物的剂量调整 {*表示估算肾小球滤过率[mL/(min·1.73 m²)]或肌酐清除率(mL/min)}				血液透析患者给药方式
					成人:若病原菌 MIC≥2 mg/L,建议更换其他抗菌药物或根据治疗药物监测结果使用更大的剂量。
达托霉素	基于日常剂量每次 6 mg/kg,q24 h 调整 ≥30*:无须调整剂量	10~29*:每次 4 mg/kg,q24 h		<10*:每次 4 mg/kg,q48 h	血液透析、腹膜透析:每次 4 mg/kg,q48 h。 CRRT:每次 8 mg/kg,q48 h,建议每周测 1 次药物峰浓度。
夫西地酸	肾功能不全及血液透析患者使用本品无须调整剂量				
呋喃妥因	≥60*:无须调整剂量		<60*:禁用本品		血液透析、腹膜透析和 CRRT:禁用本品。
多黏菌素 E（成人）	负荷剂量:每次 300 mg CBA,12 小时后开始维持剂量:≥50*,300 mg CBA/d,q8~12 h;≥80*,建议使用更大剂量	30~<50*:183~250 mg CBA/d,q8~12 h	10~<30*:150~183 mg CBA/d,q8~12 h	<10*:117 mg CBA/d,q8~12 h	间歇性血液透析:负荷剂量,每次 300 mg CBA;维持剂量,非透析日每次 130 mg CBA,qd,透析日每次 180 mg CBA,qd,透析后使用。 腹膜透析:负荷剂量,每次 300 mg CBA,24 小时后开始维持剂量,每次 150~200 mg CBA,qd。

(续表8.9)

其他类药物	肾功能减退抗菌药物的剂量调整 *表示估算肾小球滤过率[mL/(min·1.73 m²)]或肌酐清除率(mL/min)					血液透析患者给药方式
						CRRT[基于洗脱速度 20~25 mL/(kg·h)或 1500~3000 mL/h)]:负荷剂量,每次300 mg CBA;维持剂量,每次220 mg CBA,q12 h。
多黏菌素B (成人)	无须调整剂量					血液透析、腹膜透析和CRRT: 建议无须调整剂量。
磷霉素 (≥12岁)	>40~80*:无须调整剂量	40*:给予70%常规日剂量,q8~12 h	30*:给予60%常规日剂量,q8~12 h	20*:给予40%常规日剂量,q8~12 h	10*:给予20%常规日剂量,q12~24 h	间歇性血液透析:每次2 g,透析后使用; CVVH:无须调整剂量。

第九章 肥胖儿童的抗感染药物治疗

当给肥胖或超重的儿童开具抗菌药物处方时,如果药物不能自由分布到脂肪组织中,那么根据 TBW 计算剂量可能会使儿童过度暴露。相反,如果减少了针对肥胖的剂量,使用了没有分布限制的药物,则可能出现暴露不足。

表 9.1 列出了主要的抗菌药物类别,以及我们对如何计算适当剂量的建议。支持这些建议的证据为二级至三级(儿童药代动力学研究、成人研究推断和专家意见)。当使用的剂量大于前瞻性、有效性和安全性研究的剂量时,临床医师必须权衡其益处和潜在风险,注意并非所有数据都可用。

表 9.1 肥胖儿童抗感染药物给药建议

抗菌药物		按 EBW[a]	按 ABW	按 TBW[b]
β-内酰胺类	哌拉西林他唑巴坦			X
	头孢菌素类			X
	美罗培南			X
	厄他培南	X		
克林霉素				X(没有最大剂量)
万古霉素			$1500 \sim 2000 \ mg/(m^2 \cdot d)$	20 mg/kg LD,然后 60 mg/(kg·d),q6~8 h

(续表9.1)

抗菌药物		按 EBW[a]	按 ABW	按 TBW[b]
氨基糖苷类			0.7×TBW	
氟喹诺酮类			EBW+0.45(TBW-EBW)	
利福平		X		
其他类				
TMP-SMZ				X
甲硝唑				X
利奈唑胺				X
达托霉素				X(请参阅表下批注中的最大剂量)
抗真菌药	两性霉素 B			X(对 AmB-D,最大剂量 150 mg;对 L-AmB,最大剂量 500 mg)
	氟康唑			X(最大剂量 1200 mg/d)
	氟胞嘧啶	X		
	阿尼芬净			X(最大 250 mg LD,最大剂量 125 mg/d)
	卡泊芬净			X(最大剂量 150 mg/d)
	米卡芬净			X(最大剂量 300 mg/d)
	伏立康唑	X		

(续表9.1)

抗菌药物		按 EBW[a]	按 ABW	按 TBW[b]
抗病毒药物（不包括 HIV）	核苷类似物（阿昔洛韦、更昔洛韦）	X		
	奥司他韦	X		
抗结核药物	异烟肼	X		
	利福平			X
	吡嗪酰胺			X
	乙胺丁醇			X

注：AmB-D，两性霉素 B 脱氧胆酸；BMI，体质量指数；BW，体重；EBW，预期体重；ABW，校正体重；L-AmB，两性霉素 B 脂质体；LD，负荷剂量；TBW，总体重；TMP-SMZ，复方 SMZ。

a 表示 EBW(kg)= BMI 年龄的第 50 百分位×实际身高(m^2)。

b 表示如无特别说明，剂量可达成人最大剂量。

X 表示根据该列标题调整该行药物剂量。

参考文献：Le Grange D, Lock J. Eating Disorders in Children and Adolescents-A Clinical Handbook[M]. New York : The Guilford Press, 2011.

对于庆大霉素，建议使用儿童的无脂肪体重，大约可减少 30%的给药剂量。在肥胖儿童中使用这种经验性的氨基糖苷给药策略时，建议密切监测患儿血清浓度。

万古霉素的传统剂量基于肥胖成人的 TBW，因为肾脏大小和肾小球滤过率增加。在肥胖儿童中，体重调整后的分布体积和清除率略低于非肥胖儿童。经验最大剂量为 60 mg/(kg·d),以 TBW 为基础,或按体表面积给药,可能更为合适。我们建议密切监测血清浓度。

在头孢唑林用于手术预防的情况下,对肥胖患者的成人研究普遍表明,当使用标准剂量时,分布到皮下脂肪组织靶点可能达不到治疗浓度。对于肥胖成人,建议使用更高的单次剂量(例如,用 2g 代替标准的 1g);对于病程更长时间的病例,每隔 4 小时重新给药 1 次。对于肥胖儿童,我们建议以 TBW 为基础使用头孢菌素进行手术预防,直至成人最大值。

在用碳青霉烯类哌拉西林他唑巴坦治疗的危重肥胖成人中,延长输注时间(超过 2~3 小时,而不是 30 分钟)已被证明可以增加治疗性血液抗生素暴露的可能性,特别对于具有较高 MIC 的细菌。

达托霉素的剂量可以用 TBW 来给药,但皮肤感染的最大剂量应为 500 mg,血液感染的最大剂量应为 750 mg。在肥胖青少年中,当最大剂量小于计算剂量时,2 分钟静脉推注给药可以提高达到目标浓度的可能性。

成人最大剂量利奈唑胺治疗高 MICs 的敏感耐甲氧西林金黄色葡萄球菌感染可能不足以达到目标血浆浓度。然而,只有在血药浓度监测的帮助下才能尝试更高的剂量,以避免产生血液学毒性。

第十章 新生儿的抗感染药物治疗

常见新生儿抗感染的经验性治疗和药物剂量(表10.1至表10.4)。

表10.1 常见新生儿抗感染的经验性治疗

临床诊断	分类	推荐治疗(新生儿剂量参见表10.2)	注意事项
结膜炎	衣原体	阿奇霉素:PO,10 mg/(kg·d),第1日;5 mg/(kg·d),第2~5日。琥乙红霉素:PO,疗程10~14日。	1. 大环内酯类口服较滴眼液局部应用更能预防进展为肺炎;关注新生儿应用红霉素与幽门狭窄的潜在联系。 2. 短疗程较高剂量的阿奇霉素[10 mg/(kg·d),疗程3日]在新生儿中的安全性尚不明确。 3. 不耐受红霉素的婴儿,可在新生儿期后口服磺胺类药物。
	淋球菌	头孢曲松:IV 或 IM,25~50 mg/kg(不超过250 mg),单次。	1. 目前成人头孢曲松单次给药推荐使用更高剂量。 2. 头孢曲松可用于无高胆红素血症风险或无静脉钙剂-药物相互作用风险的新生儿。头孢吡肟适用于高胆红素血症的新生儿和有钙-药物相互作用风险的新生儿。 3. 盐水冲洗眼睛。 4. 如果不能排除孕产妇衣原体感染的可能,要评估新生儿是否存在衣原体感染。

(续表 10.1)

临床诊断	临床诊断	推荐治疗（新生儿剂量参见表 10.2）	注意事项
			5. 患有未经治疗的淋球菌感染的母亲所生的新生儿（无论症状如何）都需要治疗。头孢克肟和环丙沙星不推荐用于产妇的经验性治疗。
	金黄色葡萄球菌	轻度感染可局部治疗，中重度结膜炎考虑口服或静脉治疗。 1. MSSA：苯唑西林或萘夫西林：IV，疗程 7 日；头孢唑林（非 CNS 感染）：IM 和 IV，疗程 7 日。 2. MRSA：万古霉素，IV；头孢洛林，IV。	1. 氨基糖苷类滴眼液或眼膏、多黏菌素和甲氧苄啶滴眼液。 2. 无 MRSA 结膜炎的前瞻性研究数据。 3. MSSA 引起的轻中度感染，可口服头孢氨苄。 4. 金黄色葡萄球菌对环丙沙星或左氧氟沙星眼用制剂的耐药率提高。
	铜绿假单胞菌	头孢他啶，IM 或 IV，联合妥布霉素，IM 或 IV，疗程 7~10 日。 备选方案：美罗培南、头孢吡肟、哌拉西林他唑巴坦。	含氨基糖苷类或多黏菌素 B 的滴眼液或眼膏可作为辅助治疗。
	其他革兰阴性菌	1. 轻度感染可选用含氨基糖苷类或多黏菌素 B 的滴眼液或眼膏。 2. 中至重度感染或对局部治疗无反应的患儿可进行全身治疗。	疗程取决于临床表现，如果症状缓解，可缩短至 5 日。

(续表 10.1)

临床诊断	临床诊断	推荐治疗（新生儿剂量参见表 10.2）	注意事项
巨细胞病毒感染	先天性	中至重度感染症状的患儿： 缬更昔洛韦，PO，每次 16 mg/kg，bid，疗程 6 个月； 更昔洛韦，IV，每次 6 mg/kg，q12 h，诱导期（前 6 周），但较口服缬更昔洛韦无额外受益，口服可耐受缬更昔洛韦时，不推荐静脉使用更昔洛韦。	1. 可改善听力损失与神经发育结局。 2. 建议对中至重度感染症状的先天性 CMV 感染的新生儿进行治疗，无论是否存在 CNS 感染。治疗应在生后第 1 个月内开始，目前尚无生后第 1 个月以后开始治疗的数据。 3. 通常不推荐对症状轻微 [如仅存在 1~2 种先天性 CMV 感染表现、孤立存在的宫内生长受限、轻度肝肿大、单纯血小板计数降低（如 8 万/μL）或 ALT 升高（如 130 U/L）等] 的患儿进行治疗，其治疗的风险可能大于受益。包括对除感音神经听力损失外无其他症状的新生儿，这部分人群的治疗评价见 RCT 研究（ClinicalTrials. gov 中的 identi-fier：NCT03107871）。 4. 不建议对无症状的先天性 CMV 感染新生儿进行治疗。 5. 新生儿长期治疗中，有 20%（口服缬更昔洛韦）~68%（静脉注射更昔洛韦）发生中性粒细胞减少（使用 G-CSF 或暂时性停药）。 6. 婴幼儿中不推荐使用 CMV-IVIG。
	围产期或产后获得	更昔洛韦：IV，12 mg/（kg·d），q12 h，疗程 14~21 日。	尚无该人群抗病毒治疗的研究，但可考虑在患有如肺炎、肝炎、脑炎、NEC 或持续性血小板减少症等的

(续表 10.1)

临床诊断	临床诊断	推荐治疗（新生儿剂量参见表 10.2）	注意事项
			急性、严重内脏器官（end-organ）疾病的患者中进行治疗。这类患者应在静脉治疗 2 周后进行有效性评估，如果临床或实验室指标改善，可根据缓解情况加用 1 周。口服缬更昔洛韦不推荐用于有严重疾病表现的患者。治疗结束后持续监测，可能会复发。
真菌感染（参见第三章）	念珠菌病	1. 治疗。 两性霉素 B 脱氧胆酸盐，1 mg/(kg·d)，推荐方案。 氟康唑，第 1 日，25 mg/(kg·d)，后续 12 mg/(kg·d)，q24 h，用于未使用氟康唑进行预防的患儿。使用 ECMO 的新生儿或小婴儿（<120 日）：氟康唑首日剂量 35 mg/(kg·d)，维持剂量 12 mg/(kg·d)，qd。与两性霉素 B 脱氧胆酸盐相比，两性霉素 B 脂质体理论上在尿路组织的穿透性差，仅作为备选；没有发生明显转移性并发症的念珠菌血症疗程是在有记录的症状清除和缓解后的 2 周。因此，疗程一般共 3 周。 2. 预防。 推荐在念珠菌病发生率较高的区域（>10%），对高风险（出生体重<1000 g）的新生儿预防性使用氟康唑（3~6 mg/kg，	1. 新生儿尿道和中枢神经系统真菌感染风险较高，棘白菌素类在这些部位的穿透性较差，故首选两性霉素 B 脱氧胆酸盐，备选氟康唑。尽管棘白菌素具有杀菌活性，但并不推荐使用。 2. 有侵袭性念珠菌病的婴儿应评估其他部位感染可能：进行脑脊液分析，超声心动图，腹部超声（包括膀胱、视网膜检查）。 3. 如果血培养结果持续报阳，应对泌尿生殖道、肝脏和脾脏进行 CT 或超声成像检查。 4. 新生儿脑膜脑炎的发生率高于年龄较大的儿童或成人。 5. 强烈建议拔除中心静脉导管。 6. 如有可能，应移除受污染的中枢神经系统装置，包括脑室造口引流管和分流管。 7. 疗程取决于疾病种类，通常为症状完全清除后的 2 周。 8. 建议对持续性感染进行药物敏感性试验： 克柔念珠菌对氟康唑天然耐药；近平滑念珠菌对

(续表 10.1)

临床诊断	临床诊断	推荐治疗（新生儿剂量参见表 10.2）	注意事项
		每周 2 次，IV 或 PO，疗程 6 周）。如氟康唑不可获得或产生耐药（出生体重>1500 g），可口服制霉菌素替代，10 万 U，tid，疗程 6 周；使用 ECMO 的新生儿或儿童念珠菌病预防：氟康唑首日剂量 12 mg/kg，维持剂量 6 mg/(kg·d)。	棘白菌素较不敏感；光滑念珠菌对氟康唑和棘白菌素的耐药性提高。 9. 目前，念珠菌病的联合用药的益处尚未得到证实。如果进行了感染源控制但培养持续阳性，就将两性霉素 B 或氟康唑调整为棘白菌素。 10. 虽然氟康唑预防被证明可减少定植，但并不降低死亡率。 11. 应谨慎使用棘白菌素，一般仅限于挽救治疗、因耐药或药物毒性不能使用两性霉素 B 或氟康唑的情况下使用。 12. 氟胞嘧啶在新生儿脑膜炎中的作用尚不明确，由于药物毒性，不作常规推荐。对两性霉素 B 初始治疗没有疗效的患者可加用氟胞嘧啶[100 mg/(kg·d)，q6 h]作为挽救治疗，但常见不良反应。 13. 治疗 3~5 日后测血清氟胞嘧啶浓度，给药后 2 小时的目标峰值应<100μg/mL（理想情况为 30~80μg/mL），以防止中性粒细胞减少。 14. 先天性皮肤念珠菌病的管理方法见皮肤和软组织感染相关章节。

(续表 10.1)

临床诊断	临床诊断	推荐治疗（新生儿剂量参见表 10.2）	注意事项
	曲霉菌病（通常为皮肤感染伴全身播散）	1. 新生儿群体未进行过伏立康唑剂量研究，与≥2 岁儿童相比，可能需要相同或更高初始剂量：首日负荷剂量 18 mg/(kg·d)，IV，q12 h，维持剂量 16 mg/(kg·d)，IV，q12 h。持续给药需通过监测血清谷浓度来指导后续剂量的调整。 2. 患者情况稳定时，伏立康唑可由静脉输注序贯为口服治疗[18 mg/(kg·d)，bid]。与成人相比，儿童口服吸收率仅 60% 左右，尚无新生儿相关数据。给药途径转换后，对谷浓度进行监测十分必要。 3. 当不能选用伏立康唑时的替代方案：两性霉素 B 脂质体(L-AmB) 5 mg/(kg·d) 或两性霉素脂质复合物(ABLC)。棘白菌素单药不用于侵袭性曲霉菌病治疗。在资源受限而无其他可选药物的情况下使用两性霉素 B 脱氧胆酸盐。	1. 新生儿曲霉菌感染应进行积极的抗真菌治疗，并尽早对常见的皮损进行切除。 2. 对于所有类型的曲霉菌病，伏立康唑都是首选治疗药物。对于强烈怀疑为曲霉菌病的患者，在进行确诊检查的同时，应尽早开始治疗。 3. 伏立康唑的血清浓度个体差异很大，以谷浓度监测指导治疗用药对治疗成功至关重要。伏立康唑的目标谷浓度为 2~5 mg/L。浓度过低是导致治疗失败的主要原因。 4. 新生儿和婴儿的伏立康唑剂量尚未确定，但达到治疗作用的谷浓度所需的剂量要大于 2 岁以上儿童。 5. 新生儿泊沙康唑的治疗经验有限，尚无艾沙康唑的相关数据。 6. 疗程长短主要取决于免疫抑制的程度和时程以及症状的改善，一般为 6~12 周。 7. 抗真菌初始治疗失败后的挽救治疗包括改变药物的种类（使用两性霉素 B 脂质体或 1 种棘白菌素类药物）、调整为泊沙康唑（谷浓度>1 mg/mL）或抗真菌药联合使用。 8. 部分患者可考虑选用伏立康唑+1 种棘白菌素的联合治疗方案。

(续表 10.1)

临床诊断	临床诊断	推荐治疗（新生儿剂量参见表 10.2）	注意事项
			9. 体外实验提示两药（非三药）联用可能有协同作用，其中唑类与棘白菌素的联用是其中研究最多的。如果进行联合治疗，最好在治疗初期，即伏立康唑未达到目标谷浓度前，进行联用。 10. 不推荐常规进行药敏试验，但推荐用于怀疑唑类耐药或对治疗无反应的患者。 11. 曲霉菌对唑类的耐药率不断增加，如果当地流行病学提示唑类的耐药率>10%，建议初始治疗采用伏立康唑+棘白菌素或+两性霉素 B 脂质体，后续治疗根据药敏结果指导用药。 12. 米卡芬净对曲霉菌的活性可能与卡泊芬净相当。
胃肠道感染	NEC 或肠穿孔导致的继发性腹膜炎	1. 氨苄西林 IV 联合庆大霉素和甲硝唑 IV，疗程 10 日。克林霉素可替代甲硝唑。 2. 备选：美罗培南或哌拉西林他唑巴坦，加或不加庆大霉素。 3. 如果怀疑肠道念珠菌定植，加用氟康唑。	1. 外科引流。 2. 根据血培养结果（需氧菌、厌氧菌或真菌）进行针对性治疗：美罗培南用于产 ESBL 的革兰阴性杆菌，头孢吡肟用于产 Amp-C 酶（诱导性的头孢菌素酶）的革兰阴性杆菌，MRSA 流行地区选用万古霉素而非氨苄西林。细菌定植最早可发生于生后 1 周。 3. 疗程取决于临床效果和发生持续性腹腔内感染性脓肿的风险。 4. 益生菌可能可以预防早产儿 NEC，但最佳菌株、剂量、疗程、安全性，以及目标人群尚未完全确定。

(续表 10.1)

临床诊断	临床诊断	推荐治疗（新生儿剂量参见表 10.2）	注意事项
	沙门菌（非伤寒和伤寒亚种）	氨苄西林（敏感菌）：IM 或 IV；头孢曲松或头孢吡肟，IM 或 IV，疗程 7~10 日。	关注局部并发症（如脑膜炎、关节炎）。TMP-SMX 用于肠道局限性感染且非结合型高胆红素血症风险较低的患儿（磺胺可作用于胆红素-白蛋白的结合）。
单纯疱疹病毒（HSV）	中枢神经系统与播散性疾病	阿昔洛韦：IV，60 mg/(kg·d)，q8 h，疗程 21 日；检测 ALT 有助于播散性感染的早期识别。	1. 如果存在 CNS 感染，在第 21 日治疗结束前进行脑脊液 HSV 的 PCR 检测，持续阿昔洛韦静注治疗至 PCR 转阴。 2. 治疗早期监测急性肾损伤，特别是对病情较重或接受其他肾毒性药物的患儿。 3. 输注超过 1 小时且补充足够的水分，减少晶体性肾病的发生。 4. 如果怀疑有急性眼部 HSV 病变，应邀请眼科医生参与会诊。如果确诊存在该病变，应添加局部 1% 三氟嘧啶或 0.15% 的更昔洛韦眼用凝胶。 5. 静脉治疗结束后，阿昔洛韦（PO，每次 300 mg/m^2，tid）序贯治疗 6 个月。治疗结束后，观察是否有可能出现复发。监测中性粒细胞减少症。 6. 已经对阿昔洛韦不同的静脉给药剂量进行了建模，但没有临床数据支持。 7. 阿昔洛韦耐药，可使用膦甲酸钠（foscarnet）。
	皮肤、眼或口腔疾病	阿昔洛韦：IV，60 mg/(kg·d)，q8 h，疗程 14 日；脑脊液的 PCR 检测，可评估 HSV 中枢感染可能性。	

(续表 10.1)

临床诊断	临床诊断	推荐治疗（新生儿剂量参见表 10.2）	注意事项
围产期接触 HIV 的预防	低风险暴露后的预防性措施（母亲在怀孕期间接受抗反转录病毒治疗，并在分娩前持续病毒抑制）	1. 齐多夫定用于生后前 4 周。 GA≥35 周：PO, 8 mg/(kg·d), q12 h；或 IV, 6 mg/(kg·d), q8 h。 GA 为 30~34 周：PO, 4 mg/(kg·d)[或 IV, 3 mg/(kg·d)], q12 h, 2 周龄时改为 PO, 6 mg/(kg·d)[或 IV, 4.5 mg/(kg·d)], q12 h。 GA≤29 周：PO, 4 mg/(kg·d)[或 IV, 3 mg/(kg·d)], q12 h, 4 周龄时改为 PO, 6 mg/(kg·d)[或 IV, 4.5 mg/(kg·d)], q12 h。 2. 所列新生儿预防性齐多夫定剂量也是诊断为 HIV 感染的婴儿的治疗剂量。 3. 只有在专家指导下，才考虑对感染 HIV 的新生儿进行治疗。	1. 生后尽早开始预防治疗，6~8 小时内开始效果最佳。 2. 监测出生时及 4 周龄的 CBC(全血细胞计数)。 3. 出生第 14~21 日，1~2 月龄，4~6 月龄时进行 HIV-1 DNA 的 PCR 或 RNA 检测。 4. 如 6 周龄时仍未排除 HIV 感染，建议开始 TMP-SMZ 预防耶氏肺孢子菌肺炎：PO, 每次 2.5~5 mg/kg(以 TMP 成分计), q12 h。
	高风险围产期暴露后的预防性措施（在分娩前未接受治疗或接受治疗但在分娩前仍可检测到病毒载量，尤其是在分娩经阴道进行的情况下）	1. 推定 HIV 治疗： 齐多夫定联合拉米夫定治疗 6 周，联合下列 2 种药中的 1 种：奈韦拉平或雷特格韦。 2. 齐多夫定剂量见上。 3. 拉米夫定剂量（GA≥32 周）。 0~4 周龄, PO, 4 mg/(kg·d), q12 h； >4 周龄, PO, 8 mg/(kg·d), q12 h。 4. 奈韦拉平剂量。	1. 接受抗反转录病毒治疗且病毒载量在每毫升 20~999 拷贝之间的 HIV 感染孕妇的分娩管理方法因人而异。数据并未显示这些女性使用静脉途径齐多夫定和剖宫产有明显的益处。关于是否为这些母亲所生的婴儿加用奈韦拉平、拉米夫定或雷特格韦，应在征询儿科感染专家后作出决定。 2. 出生体重<1500 g 的婴儿，奈韦拉平的剂量和安全性尚未确定。

(续表 10.1)

临床诊断	临床诊断	推荐治疗（新生儿剂量参见表 10.2）	注意事项
		GA≥37 周:0~4 周龄,PO,12 mg/(kg·d),q12 h;>4 周龄,PO,400 mg/(m^2·d),q12 h;仅在确诊 HIV 感染时调整为此剂量方案。 GA 为 34~37 周:0~1 周龄,PO,8 mg/(kg·d),q12 h; 1~4 周龄,PO,12 mg/(kg·d),q12 h; >4 周龄,PO,400 mg/(m^2·d),q12 h;仅在确诊 HIV 感染时调整为此剂量方案。 5. 雷特格韦剂量。 GA ≥37 周且体重≥2 kg。 0~<1 周龄:每次 1.5 mg/kg,qd。 2~<3 kg,0.4 mL(4 mg),qd; 3~<4 kg,0.5 mL(5 mg),qd; 4~<5 kg,0.7 mL(7 mg),qd。 1~<4 周龄:每次 3 mg/kg,bid。 2~<3 kg,0.8 mL(8 mg),bid; 3~<4 kg,1 mL(10 mg),bid; 4~<5 kg,1.5 mL(15 mg),bid; 4~6 周龄:每次 6 mg/kg,bid。 3~<4 kg,2.5 mL(25 mg),bid; 4~<6 kg,3 mL(30 mg),bid; 6~<8 kg,4 mL(40 mg),bid。	3. 对于高危暴露的新生儿,HIV 指南委员会建议采用"治疗"抗反转录病毒方案,以避免 HIV 感染或增加缓解或治愈的机会。该建议受密西西比州 1 例患儿的治疗经历所启发,该患儿出后 2 日接受治疗,随后被证实感染,18 月龄时停止治疗,直至 4 岁才检出病毒。相关临床研究正在进行中。 4. 当高危患儿开始经验性治疗后,排除了 HIV 感染,可停用奈韦拉平、拉米夫定和(或)雷特格韦,齐多夫定可用满 6 周。 5. 如被证实存在 HIV 感染,则参见第四章治疗建议。 6. 应咨询儿科感染专家,尤其在考虑使用雷特格韦时。

(续表 10.1)

临床诊断	临床诊断	推荐治疗（新生儿剂量参见表 10.2）	注意事项
	甲型和乙型流感治疗	奥司他韦。 早产儿：PMA<38 周，PO，每次 1 mg/kg，bid； 　　　　PMA 在 38～40 周，PO，每次 1.5 mg/kg，bid； 　　　　PMA>40 周，PO，每次 3 mg/kg，bid。 足月儿：0~8 月龄，PO，每次 3 mg/kg，bid。	1. 奥司他韦不建议预防性地用于 3 月龄以下婴儿，该年龄组使用的安全性和有效性数据有限，仅在严格评估后使用。 2. 帕拉米韦（IV）在美国已批准用于 2 岁儿童，暂无新生儿药代动力学及安全性数据。 3. 玛巴洛沙韦（PO）在美国已批准用于 12 岁以下儿童，暂无新生儿药代动力学及安全性数据。
脐炎和脐带炎	脐炎和坏死性脐带炎的经验性治疗，针对大肠埃希菌、MRSA 和厌氧菌的治疗	头孢吡肟或庆大霉素，联合克林霉素，疗程 10 日。	1. 根据培训结果指导用药。 2. 怀疑大肠埃希菌耐药时，可选用头孢吡肟、美罗培南。 3. 怀疑 MRSA 时，加用头孢洛林或万古霉素。 4. MSSA 和厌氧菌可选哌拉西林他唑巴坦。 5. 对受感染的脐带和坏死的组织进行适当的伤口管理。
	A 族或 B 族链球菌	青霉素 G，IV，疗程≥7~14 日（没有侵袭性感染、浅表的脐带炎，疗程可缩短）。	1. A 族链球菌通常所致的红肿较小，有非脓性渗出，可单次肌内注射苄星青霉素。 2. 对于坏死性筋膜炎，建议咨询儿科感染专家。
	金黄色葡萄球菌	1. MSSA：苯唑西林或萘夫西林，IV 或 IM，疗程 5~7 日（没有侵袭性感染、浅表的脐带炎，疗程可缩短）。	1. 评估菌血症和其他感染源。 2. MRSA 备选药物：克林霉素（如敏感）或利奈唑胺。

(续表 10.1)

临床诊断	临床诊断	推荐治疗（新生儿剂量参见表 10.2）	注意事项
		2. MRSA：万古霉素或头孢洛林。	
	梭菌属	克林霉素或青霉素 G，IV，疗程 10 日，根据培养结果增加治疗药物。	1. 脐周暴发蜂窝织炎，蔓延迅速。 2. 常发生与其他革兰阳性菌或阴性菌的混合感染。
骨髓炎、化脓性关节炎[抗生素治疗前获取骨或关节液进行培养（需氧菌；NICU加真菌）；疗程取决于病原体和红细胞沉降率及 C-反应蛋白的恢复情况；如果没有鉴定出病原体，骨髓炎的最短治疗时间为 3 周，关节炎的治疗时间为 2~3 周；	经验性治疗	萘夫西林或苯唑西林，IV，（如考虑 MRSA，万古霉素或头孢洛林）联合头孢吡肟或庆大霉素，IV 或 IM。	MRSA 备选药物：克林霉素（如敏感）或利奈唑胺。
	大肠菌群（如大肠埃希菌、克雷伯属、肠杆菌属）	1. 针对大肠埃希菌和克雷伯菌属：头孢吡肟或头孢他啶或氨苄西林（如敏感）。 2. 针对肠杆菌属，沙雷菌属或柠檬酸杆菌：头孢吡肟或头孢他啶联合庆大霉素，IV 或 IM。	产 ESBL 的肠杆菌属可用美罗培南。如脓液可被引流，选用庆大霉素。
	淋球菌性关节炎和腱鞘炎	头孢曲松，IV 或 IM，联合阿奇霉素，PO，10 mg/kg，qd，疗程 5 日。	由于头孢菌素耐药率升高，不再推荐头孢曲松单药治疗，推荐联合阿奇霉素（无新生儿数据，阿奇霉素剂量参考百日咳）。高胆红素血症及同时使用钙剂（可能发生相互作用）的新生儿，推荐使用头孢吡肟。
	金黄色葡萄球菌	1. MSSA：苯唑西林或萘夫西林，IV。 2. MRSA：万古霉素，IV，或头孢洛林，IV。	1. MSSA 备选药物：头孢唑林。 2. MRSA 备选药物：克林霉素（如敏感）或利奈唑胺。如培养持续阳性，加用利福平。

(续表 10.1)

临床诊断	临床诊断	推荐治疗（新生儿剂量参见表 10.2）	注意事项
对脓液进行外科引流；可能需要进行物理治疗。]	B 族链球菌	氨苄西林或青霉素 G，IV。	
	流感嗜血杆菌	氨苄西林，IV，如氨苄西林耐药，可选用头孢吡肟或头孢他啶，IV 或 IM。	初始静脉治疗，当临床症状改善后可改口服治疗。阿莫西林克拉维酸，PO 或阿莫西林，PO（如敏感）。
中耳炎（新生儿中未进行过对照研究；如治疗无效，请用中耳液进行培养。）	经验治疗	头孢吡肟或头孢他啶，苯唑西林或萘夫西林联合庆大霉素。	初始静脉治疗，当临床症状改善后可改阿莫西林克拉维酸口服治疗。
	大肠埃希菌（其他肠杆菌根据药敏结果确定治疗方案）	头孢吡肟或头孢他啶。	1. 初始静脉治疗，当临床症状改善后可改口服治疗。 2. 除肺炎链球菌和嗜血杆菌外，大肠埃希菌和金黄色葡萄球菌也可导致新生儿 AOM。 3. 产 ESBL 菌株可选用美罗培南。 4. 如敏感，可选用阿莫西林克拉维酸。
	金黄色葡萄球菌	1. MSSA：苯唑西林或萘夫西林，IV。 2. MRSA：万古霉素，IV，或头孢洛林，IV。	1. 初始静脉治疗，当临床症状改善后可改口服治疗。 2. MSSA：头孢氨苄，PO，疗程 10 日或氯唑西林，PO。 3. MRSA 备选：克林霉素（如敏感），或利奈唑胺。
	A 族或 B 族链球菌	青霉素 G 或氨苄西林，IV 或 IM。	1. 初始静脉治疗，当临床症状改善后可改口服治疗。

(续表 10.1)

临床诊断	临床诊断	推荐治疗（新生儿剂量参见表 10.2）	注意事项
			2. 阿莫西林，PO，30～40 mg/(kg·d)，q8 h，疗程 10 日。
化脓性腮腺炎		苯唑西林或萘夫西林，IV，联合庆大霉素，IV 或 IM，疗程 10 日。如怀疑 MRSA，可选用万古霉素。	1. 常见葡萄球菌，偶见大肠埃希菌。 2. 大多数病例（75%）无须切口或引流，抗感染治疗即可治愈。
肺部感染	新生儿早发型（出生后 48～72 小时内）肺部浸润的经验治疗	氨苄西林，IV 或 IM，联合庆大霉素以及头孢他啶或头孢吡肟，疗程 7～10 日，低风险患儿疗程可<7 日（见注意事项）。	对于无额外细菌感染的危险因素的新生儿（如产妇绒毛膜羊膜炎）：①血培养阴性；②氧气治疗不超过 8 小时；③治疗 48 小时后无症状，可考虑 4 日的抗生素疗程。这些临床肺炎的患儿，往往无阳性培养结果。
	吸入性肺炎	氨苄西林，IV 或 IM，联合庆大霉素，IV 或 IM，疗程 7～10 日。	1. 早发型新生儿肺炎可能有羊水吸入，特别是羊水非无菌的情况下。 2. 轻度的误吸可能不需要抗感染治疗。
	沙眼衣原体	阿奇霉素，PO 或 IM，qd，疗程 5 日，或琥乙红霉素，PO，疗程 14 日。	不满 6 周龄婴儿使用红霉素和阿奇霉素，可能导致幽门狭窄。
	人型支原体	克林霉素，PO 或 IV，疗程 10 日（大环内酯类耐药）。	在肺炎中的致病作用尚未明确，临床疗效未知；与支气管肺发育不良无关。
	百日咳	阿奇霉素，PO 或 IV，10 mg/kg，qd，疗程 5 日，或琥乙红霉素，PO，疗程 14 日。	1. 不满 6 周龄婴儿使用红霉素和阿奇霉素，可能导致幽门狭窄。 2. 备选药物：>1 月龄，克拉霉素，疗程 7 日；>2 月龄，TMP-SMZ，疗程 14 日。

(续表10.1)

临床诊断	临床诊断	推荐治疗（新生儿剂量参见表10.2）	注意事项
	铜绿假单胞菌	头孢吡肟，IV 或 IM，疗程 10~14 日。	备选药物：头孢他啶联合妥布霉素，或美罗培南，或哌拉西林他唑巴坦联合妥布霉素。
呼吸道合胞病毒（RSV）		1. 治疗（见注意事项）。 2. 预防。帕利珠单抗（国内尚无），IM，15 mg/kg，每月 1 次（最多 5 剂），用于具有以下危险因素的患儿：①建议出生胎龄<29 周的婴儿，生后第 1 年预防性使用；②不推荐用于出生胎龄≥29 周的健康婴儿；③建议对具有 CLD 的早产儿（定义：出生胎龄<32 周，出生后至少需要连续 28 日超过 21%的氧气支持，或者校正胎龄 36 周时，仍然需要氧气支持），生后第 1 年使用帕利珠单抗预防；④对患有显著影响血液动力学的心脏疾病的患儿，生后第 1 年，临床医师可给予帕利珠单抗预防。	1. 利巴韦林雾化制剂（规格为每剂 6 g，灭菌水配成 20 mg/mL 溶液），每日雾化 18~20 小时，持续 3~5 日，疗效有限，仅在威胁生命的 RSV 感染时考虑使用。 2. 帕利珠单抗治疗活动的 RSV 感染无明显益处。 3. 免疫功能严重受损的<24 月龄儿童在 RSV 流行季节可考虑使用帕利珠单抗进行预防。 4. 出生后第 2 年，除非出生后需要氧气治疗超过 28 日且在第 2 个 RSV 流行季节来临前的 6 个月内仍需要医疗支持（补充氧气、长期皮质类固醇治疗或利尿剂治疗）的患儿，否则不建议使用帕利珠单抗进行预防。 5. 对已发生 RSV 感染住院的患儿，应停止每月预防。 6. 对存在肺部疾病或神经肌肉疾病，不能清除上呼吸道分泌物的患儿，可在出生后第 1 年内考虑进行预防。 7. 数据尚不支持帕利珠单抗预防性用于囊性纤维化或唐氏综合征患儿。

(续表 10.1)

临床诊断	临床诊断	推荐治疗（新生儿剂量参见表 10.2）	注意事项
			8. 考虑到 RSV 的疾病负担和转运成本，可能会导致偏远地区人群中更广泛地使用帕利珠单抗，以预防 RSV。 9. 不建议将帕利珠单抗预防用于预防医疗机构相关的 RSV 疾病。 10. 新生儿和年幼婴儿中的 RSV 抗病毒治疗临床试验正在进行中。
金黄色葡萄球菌		1. MSSA：苯唑西林或萘夫西林，IV。 2. MRSA：头孢洛林，IV，或万古霉素，IV。 3. 疗程取决于疾病程度（肺炎、肺脓肿、脓胸），21 日或更长。	1. MSSA 备选药物：头孢唑林，IV。 2. MRSA 备选药物：克林霉素（如敏感），或利奈唑胺。 3. 如果培养结果持续阳性，加用利福平或利奈唑胺。 4. 对脓胸进行造口引流。
B 族链球菌		青霉素 G，IV，或氨苄西林，IV 或 IM，疗程 10 日。	1. 严重感染，加用庆大霉素直至临床改善。 2. 没有关于 7 日疗程疗效的前瞻性随机试验数据。
脲原体属（解脲脲原体或细小脲原体）		阿奇霉素，IV，20 mg/kg，qd，疗程 3 日。	1. 脲原体的致病作用不明确，不推荐预防性用于支气管肺发育不良患者，相关临床试验正在进行中。 2. 如果只能经鼻胃管途径给药，可尝试 PO，10 mg/kg，q12 h 的方案，以改善胃肠耐受性，但该方案吸收情况未知，可能无法达到静脉给药时的相同浓度。 3. 多种脲原体对红霉素耐药。 4. 在年幼婴儿中，红霉素与幽门狭窄的发生有关。

(续表 10.1)

临床诊断	临床诊断	推荐治疗（新生儿剂量参见表 10.2）	注意事项
败血症和脑膜炎疗程：没有感染灶的败血症10日；革兰阴性菌脑膜炎至少21日（或CSF无菌后至少14日）；B族链球菌脑膜炎或其他革兰阳性菌14~21日；尚无对轻度或疑似败血症选择5日或7日疗程的前瞻性对照研究。	初始治疗，病原体未知	氨苄西林,IV,联合头孢吡肟或头孢他啶,IV,或庆大霉素,IV 或 IM。	1. 排除脑膜炎时,在败血症的经验治疗中,庆大霉素优于头孢菌素。 2. 怀疑脑膜炎或不能通过临床或腰椎穿刺排除时,首选头孢菌素类。对当地大肠埃希菌产 ESBL 比例较高($\geqslant 10\%$),怀疑脑膜炎的经验治疗,美罗培南要优于头孢菌素类。 3. 非社区获得性感染的初始经验治疗需要根据所在医院的病原及药敏情况调整。 4. 基本原则:根据药敏结果选用窄抗菌谱药物。
	脆弱拟杆菌	甲硝唑或美罗培南,IV 或 IM。	备选药物:克林霉素,但耐药率逐年上升。
	碳青霉烯类耐药细菌	头孢他啶阿维巴坦,IV,40 mg/kg,q8 h（参见第六章）。	1. 联合药物可选:阿米卡星或黏菌素,IV,2.5 mg/kg,q12 h。 2. 加用氨曲南,针对产金属 β-内酰胺酶（如 NDM、VIM）。 3. 备选药物:大剂量美罗培南,针对 MIC 4~8 mg/L 的 CRO 4. 强烈建议就药物选择,监测,紧急情况下研究用药(如美罗培南-法硼巴坦、亚胺培南雷巴坦、磷霉素、普拉米星)等问题咨询感染专家。
	肠球菌属	氨苄西林,IV 或 IM,联合庆大霉素,IV 或 IM。氨苄西林耐药病原菌:万古霉素联合庆大霉素,IV。	1. 氨苄西林或万古霉素需与庆大霉素联合使用,产生协同作用,持续使用至临床和微生物学结果改善。

（续表 10.1）

临床诊断	临床诊断	推荐治疗（新生儿剂量参见表 10.2）	注意事项
			2. 万古霉素耐药肠球菌同时对氨苄西林耐药：利奈唑胺。
	肠道病毒	支持治疗，FDA 目前未批准抗病毒治疗。	1. Pocapavir（PO）用于抗肠道病毒（脊髓灰质炎病毒）目前在研究中。 2. 普可那利（Pleconaril，PO）2021 年 10 月通过 FDA 审批，用于治疗新生儿肠道病毒败血症综合征。
	大肠埃希菌	头孢吡肟或头孢他啶，IV，或庆大霉素，IV 或 IM。	1. 怀疑脑膜炎或不能通过临床或腰椎穿刺排除时，首选头孢菌素类。 2. 对当地大肠埃希菌产 ESBL 比例较高（≥10%），怀疑脑膜炎的经验治疗，美罗培南要优于头孢菌素类。
	A 族链球菌或草绿色链球菌	青霉素 G 或氨苄西林，IV。	缓症链球菌（Streptococcus mitis）分离株中出现越来越多的青霉素耐药报告，备选药物有万古霉素或利奈唑胺。
	B 族链球菌	青霉素 G 或氨苄西林，IV，联合庆大霉素，IV 或 IM。	1. 庆大霉素持续使用至临床和微生物学结果改善。 2. 疗程：菌血症或败血症 10 日；脑膜炎至少 14 日。
	单核细胞增多性李斯特菌	氨苄西林，IV 或 IM，联合庆大霉素，IV 或 IM。	庆大霉素在体外与氨苄西林有协同作用，持续使用至临床和微生物学结果改善。

(续表10.1)

临床诊断	临床诊断	推荐治疗（新生儿剂量参见表10.2）	注意事项
	铜绿假单胞菌	头孢吡肟，IV 或 IM，或头孢他啶，IV 或 IM，联合妥布霉素，IV 或 IM。	美罗培南可作为备选。哌拉西林他唑巴坦不用于 CNS 感染。
	表皮葡萄球菌（或其他凝固酶阴性葡萄球菌）	万古霉素，IV。	1. 苯唑西林或萘夫西林以及头孢唑林可用于甲氧西林敏感的菌株。头孢唑林不能透过血脑屏障。 2. 如培养结果持续阳性，加用利福平。 3. 备选药物：利奈唑胺、头孢洛林。
	金黄色葡萄球菌	1. MSSA：苯唑西林或萘夫西林，IV 或 IM，或头孢唑林，IV 或 IM。 2. MRSA：万古霉素，IV，或头孢洛林，IV。	MRSA 备选药物：克林霉素（如敏感）、利奈唑胺。
皮肤和软组织感染	乳腺脓肿	1. 苯唑西林或萘夫西林，IV 或 IM（治疗 MSSA），或万古霉素，IV 或头孢洛林，IV（治疗 MRSA）。 2. 如革兰染色可见革兰阴性杆菌，加用头孢吡肟或头孢他啶，或庆大霉素。	1. 脓液的革兰染色可指导经验性治疗；如果社区中 MRSA 流行，可选用万古霉素或头孢洛林，备选药物有克林霉素、利奈唑胺；可能需要外科引流，以减少对乳腺组织的损伤。 2. 疗程应个性化，直至症状完全缓解。
	先天性皮肤念珠菌病	1. 两性霉素 B 治疗 14 日，如果 CSF 培养阴性，可治疗 10 日。 2. 备选药物：氟康唑治疗白念珠菌或其他对氟康唑敏感的念珠菌。	1. 立即开始完全剂量的静脉治疗，而非预防性剂量或进行局部治疗。 2. 诊断性检查包括皮损、血液和脑脊液的需氧培养。条件允许的话，做胎盘和脐带的病理检查。
	丹毒（和其他 A 族链球菌感染）	青霉素 G，IV，治疗 5~7 日，后序贯口服治疗（如未发生菌血症）以完成 10 日疗程。	1. 备选药物：氨苄西林。 2. B 族链球菌可产生类似的蜂窝织炎或结节性病变。

(续表 10.1)

临床诊断	临床诊断	推荐治疗（新生儿剂量参见表 10.2）	注意事项
	新生儿脓疱病	1. MSSA:苯唑西林或萘夫西林,IV 或 IM,或头孢氨苄。 2. MRSA:万古霉素,IV 或头孢洛林,IV,疗程 5 日。	1. 表面脓疱病通常不需要全身抗菌药物治疗,局部氯己定清洁可能有益,或可加用局部莫匹罗星（MRSA）或杆菌肽（MSSA）。 2. MRSA 备选药物:克林霉素,IV 或 PO,或利奈唑胺,IV 或 PO。
	金黄色葡萄球菌	1. MSSA:苯唑西林或萘夫西林,IV 或 IM。 2. MRSA:头孢洛林,IV,或万古霉素,IV。	1. 可能需要外科引流。 2. MRSA 可能导致坏死性筋膜炎。 3. MRSA 备选药物:克林霉素（如敏感）,IV,或利奈唑胺,IV。 4. 如果对静脉治疗反应迅速,可转为口服治疗。
	B 族链球菌	青霉素 G,IV 或氨苄西林,IV 或 IM。	1. 通常不化脓。 2. 疗程取决于感染程度,一般 7~14 日。
先天性梅毒（<1 月龄）母亲的 HIV 感染情况不影响婴儿的梅毒评估与治疗;	证实或高度可能患病:①体格检查异常;②血清非螺旋体定量滴度是母亲的 4 倍或更高;③对体液的暗视野显微镜或荧光抗体染色检查阳性	青霉素 G:IV,5 万 U/kg,q12 h(出生后第 1~7 日),q8 h(>7 日);或青霉素 G 普鲁卡因:IM,5 万 U/kg,qd,疗程 10 日。	1. 评估以确定治疗方案及疗程:CSF 评估（VDRL、细胞计数、蛋白质水平）,全血细胞计数和血小板计数。有临床提示时应行的其他检测手段:长骨 X 线摄影、胸部 X 线摄影、肝功能检测、颅骨超声、眼科检查和听性脑干反应。 2. 如果 CSF 结果异常,且 6 个月时再次腰椎穿刺 CSF 的 VDRL 试验结果异常,应重新治疗。 3. 如果遗漏治疗 1 日以上,应重新开始整个疗程。

(续表10.1)

临床诊断	临床诊断	推荐治疗（新生儿剂量参见表10.2）	注意事项
每2~3个月随访患儿血清学，直至非梅毒螺旋体试验阴性或滴度降为原本的1/4。	体格检查正常，血清非螺旋体定量滴度≤母体滴度，母亲的治疗方案：①未治疗或不充分或未经证实；②红霉素、阿奇霉素或其他非青霉素方案；③分娩前4周以内	1. 评估异常或治疗不完全：青霉素G，IV，5万U/kg，q12 h（生后第1~7日），q8 h（>7日）；或青霉素G普鲁卡因，IM，5万U/kg，qd，疗程10日。 2. 评估正常：青霉素G，IV，5万U/kg，q12 h（生后第1~7日），q8 h（>7日）；或青霉素G普鲁卡因：IM，5万U/kg，qd；疗程10日。或苄星青霉素，IM，5万U/kg，单次。	1. 对CSF评估、全血细胞计数中的血小板水平、长骨X线摄影进行检测。如果遗漏治疗1日以上，重新开始整个疗程。 2. 如果只给予单次苄星青霉素治疗，则随访至关重要。
	体格检查正常，血清非螺旋体定量滴度≤母体滴度，母亲妊娠期间和分娩前4周以上得到充分治疗；没有证据表明母亲再感染或复发	苄星青霉素：IM，每次5万U/kg，单次。	1. 无须评估。 2. 一些专家会在进行密切的血清学随访的情况下不主张治疗。
	体格检查正常，血清非螺旋体定量滴度≤母体滴度，母亲妊娠前充分治疗	不治疗。	1. 无须评估。 2. 一些专家会使用苄星青霉素，IM，5万U/kg，单次治疗，特别是在随访不确定的情况下。

(续表 10.1)

临床诊断	临床诊断	推荐治疗（新生儿剂量参见表 10.2）	注意事项
先天性梅毒（>1 月龄）		青霉素 G:IV,20 万~30 万 U/(kg·d),q4~6 h,疗程 10 日。	1. 评估以确定治疗方案及疗程:CSF 评估（包括 VDRL、细胞计数、蛋白水平），全血细胞计数和血小板计数。有临床提示时应行的其他检测手段:长骨 X 线摄影、胸部 X 线摄影、肝功能检测、神经影像学、眼科检查和听性脑干反应。如无梅毒相关临床表现,CSF 检测结果正常,CSF 的 VDRL 阴性,一些专家会使用苄星青霉素,IM,5 万 U/kg,每周 1 次,连续 3 周。 2. 一些专家会在 10 日的注射治疗后给予肌内注射 1 剂 5 万 U/kg 的苄星青霉素,但这一额外治疗的价值并未得到充分的证实。
新生儿破伤风		1. 甲硝唑,IV 或 PO,备选青霉素 G,IV,疗程 10~14 日。 2. TIG:IM,3000~6000 U,单剂。	清洁和切除伤口坏死组织至关重要;如果没有 TIG,则 IVIG(200~400 mg/kg)是一种替代方法。
先天性弓形虫病		1. 磺胺嘧啶:PO,100 mg/(kg·d),q12 h;联合乙胺嘧啶:PO,负荷剂量 2 mg/kg,qd,2 日;随后改为 1 mg/kg,qd,2~6 个月;后改为每周 3 次（如周一、周三、周五）,疗程 1 年。 2. 叶酸（亚叶酸）:每次 10 mg,每周 3 次。	1. 如有活动性脉络膜视网膜炎或 CSF 蛋白>1g/dL,加用皮质类固醇[1 mg/(kg·d),q12 h]。 2. 磺胺嘧啶的剂量可为 125 mg 或 250 mg 的整数倍（规格为每片 500 mg,1/4 片或 1/2 片）;乙胺嘧啶可为 6.25 mg 或 12.5 mg 的整数倍（规格为每片 25 mg,1/4 片或 1/2 片）。压碎后随餐服用。 3. 新生儿黄疸消退后开始磺胺嘧啶治疗。 4. 治疗仅对活跃的滋养体有效,对囊孢无效。

(续表10.1)

临床诊断	临床诊断	推荐治疗（新生儿剂量参见表10.2）	注意事项
泌尿道感染 1~3级反流不进行预防性治疗；存在反流的新生儿中，预防性治疗可减少复发，但会增加复发的耐药性可能。预防性治疗对肾脏瘢痕的形成没有影响。	初始治疗，病原体未知	氨苄西林联合庆大霉素，以及氨苄西林联合头孢吡肟或头孢他啶，根据培养及药敏结果调整，疗程7~10日。	1. 首次尿路感染，建议进行肾脏超声和膀胱造影检查，以识别泌尿道结构异常。 2. 无临床症状且培养为阴性的新生儿，可口服治疗。
	肠道杆菌（如大肠埃希菌、克雷伯菌属、肠杆菌属、沙雷菌属）	头孢吡肟或头孢他啶，IV或IM，或庆大霉素，IV或IM（无肾或肾周脓肿时），疗程7~10日。	氨苄西林可用于敏感菌感染。
	肠球菌	氨苄西林，IV或IM，膀胱炎疗程7日，肾盂肾炎疗程10~14日，联合庆大霉素直至培养结果转阴；氨苄西林耐药，选用万古霉素，联合庆大霉素直至培养结果转阴。	氨基糖苷类需与氨苄西林或万古霉素合用以发挥协同作用（假设氨基糖苷类敏感）。
	铜绿假单胞菌	头孢吡肟，IV或IM，或头孢他啶，IV或IM，或妥布霉IV或IM（无肾或肾周脓肿时），疗程7~10日。	美罗培南备选。
	念珠菌	见真菌感染、念珠菌病（表格较前部分）。	

表10.2 根据实际日龄的新生儿常用抗感染药物经验剂量 [mg/(kg·d)] 和给药频次

抗感染药物	途径	实际日龄≤28日				实际日龄 29~60日
		体重≤2000 g		体重>2000 g		
		0~7日	8~28日	0~7日	8~28日	
阿昔洛韦（只有静脉途径的阿昔洛韦可用于治疗新生儿急性HSV感染,完成初始静脉治疗后,序贯口服抑制治疗6个月） 治疗急性疾病	IV	60 q8 h	60 q8 h	60 q8 h	60 q8 h	60 q8 h
急性治疗后抑制治疗	PO	/	△	/	△	△
阿莫西林	PO	/	75 q12 h	100 q12 h	100 q12 h	100 q12 h
阿莫西林克拉维酸[a]	PO	/	/	30 q12 h	30 q12 h	30 q12 h
两性霉素B 去氧胆酸盐	IV	1 q24 h	1 q24 h	1 q24 h	1 q24 h	1 q24 h
脂质复合物	IV	5 q24 h	5 q24 h	5 q24 h	5 q24 h	5 q24 h
脂质体	IV	5 q24 h	5 q24 h	5 q24 h	5 q24 h	5 q24 h
氨苄西林	IV,IM	100 q12 h	150 q12 h	150 q8 h	150 q8 h	200 q6 h
氨苄西林（GBS脑膜炎）	IV	300 q8 h	300 q6 h	300 q8 h	300 q6 h	300 q6 h
阿尼芬净[b]	IV	1.5 q24 h	1.5 q24 h	1.5 q24 h	1.5 q24 h	1.5 q24 h

(续表10.2)

抗感染药物		途径	实际日龄≤28日				实际日龄 29~60日
			体重≤2000 g		体重>2000 g		
			0~7日	8~28日	0~7日	8~28日	
阿奇霉素[c]		IV,PO	10 q24 h	10 q24 h	10 q24 h	10 q24 h	10 q24 h
氨曲南		IV,IM	60 q12 h	90 q8 h[d]	90 q8 h	120 q6 h	120 q6 h
头孢唑林	肠杆菌科[e]	IV,IM	50 q12 h	75 q8 h	100 q12 h	150 q8 h	100~150 q6~8 h
	MSSA	IV,IM	50 q12 h	50 q12 h	75 q8 h	75 q8 h	75 q8 h
头孢吡肟		IV,IM	60 q12 h	60 q12 h	100 q12 h	100 q12 h	150 q8 h[f]
头孢噻肟		IV,IM	100 q12 h	150 q8 h	100 q12 h	150 q6 h	200 q6 h
头孢洛林		IV,IM	12 q12 h[g]	18 q8 h	18 q8 h	18 q8 h	18 q8 h
头孢他啶		IV,IM	100 q12 h	150 q8 h	100 q12 h	150 q8 h	150 q8 h
头孢曲松[h]		IV,IM	/	/	50 q24 h	50 q24 h	50 q24 h
环丙沙星		IV	15 q12 h	15 q12 h	25 q12 h	25 q12 h	25 q12 h
克林霉素		IV,IM,PO	15 q8 h	15 q8 h	21 q8 h	27 q8 h	30 q8 h
达托霉素(潜在的神经毒性;如无其他治疗选择,请谨慎使用)		IV	12 q12 h	12 q12 h	12 q12 h	12 q12 h	12 q12 h
红霉素		IV,PO	40 q6 h	40 q6 h	40 q6 h	40 q6 h	40 q6 h

(续表 10.2)

抗感染药物		途径	实际日龄≤28 日				实际日龄 29~60 日
			体重≤2000 g		体重>2000 g		
			0~7 日	8~28 日	0~7 日	8~28 日	
氟康唑	治疗[i]	IV, PO	12 q24 h	12 q24 h	12 q24 h	12 q24 h	12 q24 h
	预防	IV, PO	*	*	*	*	*
氟胞嘧啶[j]		PO	75 q8 h	100 q6 h[d]	100 q6 h	100 q6 h	100 q6 h
更昔洛韦		IV	12 q12 h	12 q12 h	12 q12 h	12 q12 h	12 q12 h
利奈唑胺		IV, PO	20 q12 h	30 q8 h	30 q8 h	30 q8 h	30 q8 h
美罗培南	脓毒症,IAI[k]	IV	40 q12 h	60 q8 h[k]	60 q8 h	90 q8 h[k]	90 q8 h
	脑膜炎 MIC 4~8 mg/L 的 CRO	IV	80 q12 h	120 q8 h[k]	120 q8 h	120 q8 h	120 q8 h
甲硝唑[l]		IV, PO	15 q12 h	15 q12 h	22.5 q8 h	30 q8 h	30 q8 h
米卡芬净		IV	10 q24 h	10 q24 h	10 q24 h	10 q24 h	10 q24 h
萘夫西林[m],苯唑西林[m]		IV, IM	50 q12 h	75 q8 h[d]	75 q8 h	100 q6 h	150 q6 h
苄星青霉素		IM	5 万 U	5 万 U	5 万 U	5 万 U	5 万 U
青霉素 G(GBS 脓毒症,先天性梅毒)		IV	10 万 U q12 h	15 万 U q8 h	10 万 U q12 h	15 万 U q8 h	20 万 U q6 h
青霉素 G(GBS 脑膜炎)		IV	45 万 U q8 h	50 万 U q6 h	45 万 U q8 h	50 万 U q6 h	50 万 U q6 h

(续表10.2)

抗感染药物	途径	实际日龄≤28日				实际日龄 29~60日
		体重≤2000 g		体重>2000 g		
		0~7日	8~28日	0~7日	8~28日	
青霉素G普鲁卡因	IM	5万U q24 h	5万U q24 h	5万U q24 h	5万U q24 h	5万U q24 h
哌拉西林他唑巴坦	IV	300 q8 h	320 q6 h^a	320 q6 h	320 q6 h	320 q6 h
利福平°	IV,PO	10 q24 h	10 q24 h	10 q24 h	10 q24 h	10 q24 h
缬更昔洛韦	PO	/	/	32 q12 h	32 q12 h	32 q12 h
伏立康唑^p	IV	12 q12 h	12 q12 h	12 q12 h	12 q12 h	16 q12 h
齐多夫定	IV	3 q12 h^q	3 q12 h^q	6 q12 h	6 q12 h	参见表4.2：人类免疫缺陷病毒预防
齐多夫定	PO	4 q12 h^q	4 q12 h^q	8 q12 h	8 q12 h	参见表4.2：人类免疫缺陷病毒预防

注：△，每日900/m^2，q8 h；＊，每次6 mg/kg，每周2次；/，资料不足。

a 用于治疗敏感的流感嗜血杆菌感染。治疗大肠埃希菌感染需要更高的剂量：75 mg/(kg·d)，q8 h，静脉滴注序贯口服治疗。可使用25 mg/mL或50 mg/mL的制剂。

b 负荷剂量 3 mg/kg,24 小时后给予维持剂量(表中所列)。
c 针对不同病原体治疗剂量见表 6.1。
d 如果出生体重小于 1000 g,使用 0~7 日的剂量至生后 14 日。
e 用于 MIC<8 mg/L 的非 CNS 菌株。
f 当病原体的 MIC 为 8 mg/L 时,需持续静脉输注 3 小时或 200 mg/(kg·d),q6 h 给药。
g 建议进行血药浓度监测以避免药物过量暴露,争取药物浓度给药间隔的 60%时间都维持在>MIC(通常为 0.5 mg/L 或 1 mg/L)。
h 通常避免在新生儿中使用。准备过渡到门诊治疗 GBS 菌血症的新生儿,如果高胆红素血症风险较低,可考虑使用。如果同时静脉输注钙,则禁用。
i 负荷剂量 25 mg/kg,24 小时后给予维持剂量(表中所列)。
j 治疗侵袭性念珠菌病目标血清峰浓度 60~80 mg/L,谷浓度 5~10 mg/L 以达到>40%的 T>MIC。隐球菌感染时,可接受谷浓度 10~20 mg/L。剂量范围 50~100 mg/(kg·d)。通常与其他药物联用;注意可能产生耐药性。
k 14 日龄后调整剂量,而非 7 日龄后调整。
l 负荷剂量 15 mg/kg。
m 脑膜炎时剂量加倍。
n 当校正胎龄>30 周时。
o 持续的葡萄球菌菌血症可能需要在 14 日龄后调整剂量为 15 mg/kg,q24 h。监测血小板计数和肝功能,预防可能的毒性作用。
p 调整剂量以达到谷浓度 2~5 mg/L(参见表 10.1 中曲霉菌病部分)。
q 出生胎龄<35 周 0 日且生后日龄≤14 日时的剂量。2 周龄后,齐多夫定的剂量以及奈韦拉平和拉米夫定的建议,参见表 4.2 中的人类免疫缺陷病毒预防部分。

表 10.3　根据出生胎龄和产后年龄的氨基糖苷类药物经验剂量和给药频次

（单位：mg/kg）

氨基糖苷类药物	途径	GA<30 周		GA=30~34 周[a]		GA≥35 周	
		0~14 日	>14 日	0~10 日	>10 日	0~7 日	>7 日
阿米卡星[b]	IV, IM	15 q48 h	15 q36 h	15 q36 h	15 q24 h	15 q24 h	17.5 q24 h
庆大霉素[c]	IV, IM	5 q48 h	5 q36 h	5 q36 h	5 q24 h	4 q24 h	5 q24 h
妥布霉素[c]	IV, IM	5 q48 h	5 q36 h	5 q36 h	5 q24 h	4 q24 h	5 q24 h

注：a 日龄>60 日，参见第六章。
b 目标血清或血浆浓度，20~35 mg/L 或 10×MIC(峰浓度)，<7 mg/L(谷浓度)。
c 目标血清或血浆浓度，6~12 mg/L 或 10×MIC(峰浓度)，<2 mg/L(谷浓度)。当病原菌 MIC=1 mg/L 时，对于 GA>30 周，PNA >7 日的新生儿，每次 7.5 mg/kg，q48 h 的给药方案更可能达到目标浓度。

表 10.4　根据出生胎龄和血清肌酐水平的万古霉素[a] 经验剂量（负荷剂量 20 mg/kg）

GA≤28 周			GA>28 周		
血清肌酐（mg/dL）	剂量（mg/kg）	给药频次	血清肌酐（mg/dL）	剂量（mg/kg）	给药频次
<0.5	15	q12 h	<0.7	15	q12 h
0.5~0.7	20	q24 h	0.5~0.7	20	q24 h
0.8~1.0	15	q24 h	1.0~1.2	15	q24 h
1.1~1.4	10	q24 h	1.3~1.6	10	q24 h
>1.4	15	q48 h	>1.6	15	q48 h

注:a 出生后的每1周,Scr 浓度通常会有波动,且母体的肌酐可通过胎盘,对患儿肌酐水平产生一定程度的影响。建议对出生后日龄≤7日的新生儿谨慎使用基于肌酐的给药策略,并经常重新评估肾功能和万古霉素血清浓度。目标血清浓度:根据对成人侵袭性 MRSA 感染的研究,建议24小时 AUC∶MIC 至少为400 mg·h/L。AUC 最好由2个浓度(即峰值和谷值)计算,而不是仅由谷浓度计算。当 AUC 不可获得且 MIC 为1 mg/L 的情况下,新生儿的谷浓度≥10 mg/L,极有可能(>90%)达到 AUC 目标。在一些早产儿中,由于其清除速度较慢,低至7 mg/L 的谷浓度仍然可以实现 AUC≥400。从减少不必要的药物暴露的角度出发,AUC 优于谷浓度监测。

孕期或哺乳期抗感染药物的合理使用

在妊娠和哺乳期间使用抗菌药物,应平衡对母亲的益处与对胎儿和新生儿毒性的风险(包括胎儿期暴露导致的解剖异常)。药物脂溶性、电离度、分子量、蛋白质结合率、胎盘成熟度,以及胎盘和胎儿血流量等众多因素决定了抗生素透过胎盘的能力。传统 A~X 的妊娠分级被认为过于简单化,2014年《妊娠和哺乳期用药信息标签最终规则》开始用在妊娠和哺乳期间使用药物对母亲、胎儿和哺乳期新生儿、婴儿或儿童相关风险的叙述性总结,来取代从 A~X 的风险类别。FDA 药品说明书的这一整改已于2020年完成,清楚地记录药物的可能风险,包括对胎儿风险高的药物的黑框警告(如利巴韦林)。虽然尚未对母体给药后的胎儿血清中抗生素浓度(或脐带血中的浓度)进行系统研究,但是最近新的经胎盘药物转移和胎儿代谢的药代动力学模型可提供对胎儿药物暴露的一些见解。以下常用药物在胎儿体内浓度似乎等于或略低于在母亲体内的浓度:青霉素 G、阿莫西林、氨苄西林、磺胺类药物、甲氧苄啶、四环素和奥司他韦。胎儿血清中氨基糖苷类药物的浓度为母体血清中氨基苷类药物浓度的20%~50%。头孢菌素类、碳青霉烯类、萘夫西林、苯唑西林、克林霉素和万古霉素的渗透性差(10%~30%),红霉素和阿奇霉素在胎儿体内浓度低于母体浓度的10%。

关于母乳中抗菌剂和其他制剂的药代动力学和安全性的最新更新,可在美国医学图书馆 LactMed 网站(www.ncbi.

nlm. nih. gov/books/NBK501922;2021 年 9 月 29 日访问)查找。

一般来说,母乳中的抗菌药物的量很少或不足以对新生儿产生明显影响。氨基糖苷类、β-内酰胺类、环丙沙星、克林霉素、大环内酯类、氟康唑和抗结核药被认为在哺乳期服用是安全的。哺乳期使用抗菌药物最常见的新生儿不良反应是粪便排出量增加。临床医生应建议这些母亲在发现儿童排便量变化时,及时告知儿科医生。母乳喂养的婴儿存在黄疸或患病时,母亲应谨慎使用含磺胺类抗生素。

第十一章 抗感染药物的预防应用

本章总结了预防感染的建议(表 11.1 至表 11.4),在感染的临床体征或症状出现之前提供治疗。在以下 4 种临床情况下,都可以考虑采取预防措施。

1. 病原菌暴露后的感染预防用药

在接触特定病原体或生物体后相对较短的指定时间(日)内,获得感染的风险提高,需要抗菌治疗以根除定植病原体,或预防有症状感染的儿童(健康或易感染,如无症状儿童密切接触脑膜炎球菌;患有生殖器 HSV 的母亲所生的新生儿),可能确实会发生早期感染,但尚未出现感染的迹象或症状。

2. 长期应用抗感染药物预防新的系统性感染用药

针对特定的、确定的儿童群体,一次或多次暴露,获得严重感染的风险相对较高(如儿童脾切除术后;患有风湿性心脏病的儿童,以防止继发性链球菌感染),在风险期间提供预防措施,起效时间可能持续数月或数年。

3. 预防潜伏性和无症状感染病症加重的抗感染用药

儿童有感染史但暂无症状,使用靶向抗生素以预防症状性疾病的发展。(例如,对潜伏性结核感染或有巨细胞病毒感染史,但暂无感染或排异症状的干细胞移植患者进行治疗;防止单纯疱疹病毒的重新激活)。治疗期通常是确定的,特别是当潜伏性感染可以治愈时(结核病需要 6 个月的治疗),但遇到其他情况,如预防潜伏性单纯疱疹病毒的重新激活,时间可能需要数月或数年。

4. 围手术期预防用药

儿童接受计划或非计划的手术或侵入性导管手术,需要预防术后感染风险,以防止感染的发生(如预防脊柱术后的感染)。治疗时间通常是短期的(数小时),从手术前开始,到手术结束时结束,或在24小时内。

表 11.1 病原菌暴露后的感染预防用药

预防大类	预防类别	治疗	备注
细菌	咬伤动物和人类[多杀性巴氏杆菌(动物)、啮蚀艾肯菌(人类)、葡萄球菌和链球菌]	阿莫西林克拉维酸 45 mg/(kg·d),分3次口服(阿莫西林克拉维酸 7:1),持续3~5日或氨苄西林和克林霉素。对于青霉素过敏,考虑环丙沙星(巴氏杆菌)和克林霉素。	1. 推荐适用于:①中度至重度损伤的儿童,尤其是手部或面部;②免疫功能低下者;③无脾者;④损伤可能穿透骨膜或关节囊。 2. 考虑对高危动物咬伤的狂犬病预防;考虑破伤风的预防。 3. 人类咬伤的感染率非常高(不经常闭合开放伤口)。 4. 猫咬伤的感染率高于狗咬伤。 5. 阿莫西林克拉维酸仅适用于金黄色葡萄球菌,且不覆盖 MRSA。
心内膜炎	心内膜炎的预防考虑到:①心内膜炎很少由牙科或胃肠道手术引起;②术前预防病例极少,使用抗生素的风险往往大于益处。然而,目前建议一些"高风险"情况进行术前预防:①假体心脏瓣膜(或用于修复瓣膜的假体材料);②既往有心内膜炎;③未修复(或用分流和导管修复)的紫绀型先天性心脏病;④修复但修复部位有缺陷的先天性心脏病;⑤修复后6个月内使用修复材料完全修复先天性心脏病;或⑥有瓣膜病的心脏移植患者。对于患有原生瓣膜异常的儿童,不再需要常规预防。对儿童的随访数据表明,遵循这些新的指南,没有发现心内膜炎的增加。		

(续表 11.1)

预防大类	预防类别	治疗	备注
	在高危患者中,涉及操作牙齿的牙龈或牙周区域的牙科手术	阿莫西林 50 mg/kg(最大剂量 2 g),术前 1 小时 PO,或氨苄西林或头孢曲松或头孢唑林,均为 50 mg/kg,术前 30~60 分钟 IM 或 IV。	如果青霉素过敏:克林霉素 20 mg/kg,PO(术前 1 小时)或 IV(术前 30 分钟);阿奇霉素 15 mg/kg 或克拉霉素 15 mg/kg(术前 1 小时)。
	泌尿生殖系统和胃肠道手术	无。	不再推荐。
	莱姆病(伯氏疏螺旋体)	多西环素 4.4 mg/kg(最大剂量 200 mg),1 次。单次使用不会发生牙齿染色。阿莫西林的预防措施还没有得到很好的研究,专家建议如果使用阿莫西林应使用满 14 日。	只有在莱姆病高度流行地区,并且被蜱虫附着>36 小时(并吸满),在清除蜱虫 72 小时内才开始预防。
	脑膜炎球菌(脑膜炎奈瑟菌)	密切接触者在症状出现前 7 日预防,包括住院成员、儿童护理中心接触者和任何直接接触患者口腔分泌物的人(如通过接吻、口对口复苏、气管插管、气管内吸管管理)。 利福平:婴儿<1 月龄,5 mg/kg,PO,q12 h,服用 4 次;儿童≥1 月龄,10 mg/kg,PO,q12 h,服用 4 次(单次最大剂量 600 mg)。 头孢曲松:儿童≤15 岁,125 mg,IM,1 次;儿童≥16 岁,250 mg,IM,1 次。 或环丙沙星 500 mg,PO,1 次(青少年和成人)。	1. 单剂量环丙沙星不存在软骨损伤风险,但没有儿童预防脑膜炎球菌疾病的前瞻性数据。对于儿童来说,环丙沙星与成人的同等暴露量为 15~20 mg/kg(最大剂量 500 mg)。 2. 目前已经报道一些耐环丙沙星的菌株。 3. 现在还没有足够的数据来推荐阿奇霉素。 4. 针对疫情暴发,也可推荐接种针对特定血清群的脑膜炎球菌疫苗。

(续表 11.1)

预防大类	预防类别	治疗	备注
	百日咳	与治疗百日咳方案相同:阿奇霉素 10 mg/(kg·d),qd,连用5日;或克拉霉素(婴儿>1月龄)15 mg/(kg·d),分2次服用,连用7日;或红霉素(最好是酯型)40 mg/(kg·d),PO,分4次服用,连用14日。 替代:复方SMZ 48 mg/(kg·d),分2次服用,连用14日。	1. 家庭成员的预防。CDC定义的接触:在21日内接触传染性百日咳病例,有严重疾病的高风险或有机会密切接触的严重疾病的高危人群(包括婴儿、妊娠晚期孕妇、免疫功能低下的人和接触婴儿<12个月的人)。近距离接触可以被认为是0.9米内面对面接触有症状的人;直接接触呼吸、鼻或口腔分泌物;或在相同的密闭空间靠近感染者≥1小时。 2. 目前不建议采用全社区范围内的预防措施。 3. 阿奇霉素和克拉霉素的耐受性优于红霉素;阿奇霉素优先用于暴露的极年幼的婴儿,以减少幽门狭窄的发生风险。
	结核病(结核分枝杆菌),对暴露儿童<4岁或免疫缺陷患者(传播高风险)	以前未受感染的、有严重感染和传播高风险的儿童接触到患有活动性疾病的人。 暴露儿童<4岁或免疫功能低下患者(传播高风险):利福平每剂15~20 mg/kg,PO,qd;或异烟肼10~15 mg/kg,PO,qd;至少2~3个月,直到建立细胞免疫,PPD或IGRA可更准确地评估。	如果PPD或IGRA在2~3个月内保持阴性,且儿童情况保持良好,可考虑停止经验性治疗。然而,2~3个月的检测对免疫功能低下的患者可能不可靠。 窗口预防方案是为了预防暴露后的幼儿或受损宿主的感染,而不是治疗潜伏的无症状感染。

(续表 11.1)

预防大类	预防类别	治疗	备注
		儿童≥4 岁,也可以在暴露后开始预防,但如果暴露不确定,可在暴露后等待 2~3 个月来评估感染情况。	
病毒	单纯疱疹病毒(怀孕期间)	对于复发性生殖器疱疹的妇女,遵循 ACOG 指南:阿昔洛韦 400 mg,PO,tid;伐昔洛韦 500 mg,PO,bid,从妊娠 36 周到分娩。	记录孕产妇隔离失败导致新生儿 HSV 疾病。
	单纯疱疹病毒 新生儿:首次原发性或非原发性孕产妇感染,新生儿在分娩时暴露	无症状、暴露的新生儿:出生后 24 小时,黏膜部位样本进行 HSV 培养(如果需要可进行 PCR 检测),获得 CSF 和全血 PCR 中 HSV 的 DNA,取得 ALT 并开始预先治疗,阿昔洛韦静注[60 mg/(kg·d),q8 h],持续 10 日。 一些专家会在出生时评估假定的母亲原发性感染后的暴露情况,并开始预先治疗,而不是等待 24 小时。	1. AAP 红皮书 2021~2024 年提供了一种管理算法,可以确定母亲感染的类型,从而对新生儿进行适当的评估和"先发制人"的治疗。 2. 黏膜培养部位:结膜、口腔、鼻咽、直肠。 3. 任何有症状的婴儿,在任何时候,都需要对侵袭性感染进行全面的评估,根据疾病的程度,静脉注射阿昔洛韦治疗 14~21 日。
	单纯疱疹病毒 新生儿:复发性孕产妇感染,新生儿在分娩时暴露	无症状、暴露的新生儿:出生后 24 小时,黏膜部位样本进行 HSV 培养(如果需要可进行 PCR 检测),获得全血 PCR 中 HSV 的 DNA。除非培养或 PCR 呈阳性再开始治疗,此时应完成诊断评估(PCR 检测 CSF 中的 HSV DNA,血清 ALT),优先静脉给予阿昔洛韦[60 mg/(kg·d),q8 h],持续 10 日。	1. AAP 红皮书 2021~2024 年提供了一种管理算法,可以确定母亲感染的类型,从而对新生儿进行适当的评估和"先发制人"的治疗。 2. 黏膜培养部位:结膜、口腔、鼻咽、直肠。 3. 任何有症状的婴儿,在任何时候,都需要对侵袭性感染进行全面的评估,根据

(续表 11.1)

预防大类	预防类别	治疗	备注
			疾病的程度,静脉注射阿昔洛韦治疗 14~21 日。
	单纯疱疹病毒 新生儿:继发症状性疾病,防止复发	见表 11.3	
	单纯疱疹病毒 其他健康儿童的角膜炎(眼部)	见表 11.3	
流感病毒(A 或 B)		奥司他韦预防。 3~8 月龄:每次 3 mg/kg,qd,连续 10 日; 9~11 月龄:每次 3.5 mg/kg,qd,连续 10 日; ≥12 月龄且体重≤15 kg:30 mg,qd,连续 10 日;>15~23 kg:45 mg,qd,连续 10 日;>23~40 kg:60 mg,qd,连续 10 日; >40 kg:75 mg,qd,连续 10 日。	不常规推荐 0~3 月龄的婴儿,除非判断严重接触[单一或持续事件(例如,母乳喂养的母亲)],因为关于该年龄组药物接触的安全性或有效性报告数据有限。
		扎那米韦预防。 儿童≥5 岁:10 mg(2 次吸入 5 mg)/d,持续 28 日(社区暴发)或 10 日(家庭环境)。 巴洛沙韦预防。 ≥5 岁:<20 kg,2 mg/kg,单次,PO; 20~<80 kg,40 mg,单次,PO; ≥80 kg,80 mg,单次,PO。	

(续表 11.1)

预防大类	预防类别	治疗	备注
	狂犬病毒	狂犬病免疫球蛋白,20 IU/kg,浸润伤口周围,剩余液体 IM,加用狂犬病免疫法。	1. 对于狗、猫或雪貂咬伤有症状的动物,立即用狂犬病免疫球蛋白免疫;或可等待 10 日观察动物,如果可能应在此之前接种狂犬病免疫球蛋白或疫苗。 2. 应评估咬伤的环境。受威胁或恼怒的狗,尤其是已知的狗咬伤并不是预防狂犬病的迹象。 3. 松鼠、仓鼠、豚鼠、沙鼠、花栗鼠、大鼠、老鼠和其他啮齿动物,以及兔子、野兔和鼠兔的叮咬几乎不需要抗狂犬病毒预防。 4. 对于蝙蝠、臭鼬、浣熊、狐狸大多数食肉动物和土拨鼠的咬伤,立即进行狂犬病免疫球蛋白和免疫,除非已知地理区域没有狂犬病或直到实验室检测为阴性,否则视为狂犬病。
	水痘-带状疱疹病毒(VZV)	阿昔洛韦,每次 20 mg/kg,PO,qid(最大日剂量 3200 mg)或伐昔洛韦每次 20 mg/kg,PO,tid(最大日剂量 3000 mg),从暴露后 7 日开始,持续 7~10 日。	对在潜伏期暴露于水痘的患者进行预先抗病毒治疗,以预防症状性感染:对于过去没有感染或疫苗免疫的免疫功能低下患者,或对于水痘可能发生严重反应的免疫正常的患者(如青少年)。

表11.2 病原菌暴露后的感染预防用药（破伤风）

预防类别	需要接种破伤风疫苗或 TIG	清洁伤口		污染伤口	
	既往破伤风疫苗接种剂次	需要破伤风疫苗	需要 TIG 500U，IM	需要破伤风疫苗	需要 TIG 500 U，IM
破伤风（破伤风梭菌）	<3 次	是	否	是	是
	≥3 次	否（<10 年） 是（≥10 年）	否	否（<5 年） 是（≥5 年）	否
	当没有 TIG 时，应使用静脉注射免疫球蛋白。				
	对于深部的、受污染的伤口，伤口清创是必要的。对于不能完全清创的伤口，考虑予甲硝唑 30 mg/(kg·d)，PO，q8 h，直到伤口开始愈合，厌氧条件不再存在，至少 3~5 日。				

表11.3 长期应用抗感染药物预防新的系统性感染用药

预防类别	治疗	备注
细菌性中耳炎	考虑预防用药益处大于风险时（①儿童和接触者出现或筛选出耐药菌；②出现抗菌药物不良反应），可选用阿莫西林或其他抗菌药物 1/2 的单次治疗剂量。每日服用 1~2 次来预防感染。	1. 复发性急性细菌性中耳炎在肺炎链球菌免疫的时代不常见。 2. 为了预防复发性感染，作为抗生素预防的替代方法，可在权衡利弊后考虑放置鼓室造口管，以改善中耳通气。 3. 研究表明，阿莫西林、SMZ 和 TMP-SMZ 都是有效的。

(续表11.3)

预防类别	治疗	备注
		然而,抗菌药物的预防可能会改变鼻咽部的菌群,并促进与耐药生物体的定植,从而降低预防性药物的长期疗效。只有6个月内≥3次或12个月内≥4次明显发作时,才可持续给予口服抗菌药物,预防急性中耳炎复发。
风湿热	体重>27.3 kg:120万U苄星青霉素,每4周1次(高危儿童每3周1次); 体重<27.3 kg:60万U苄星青霉素,每4周1次(高危儿童每3周1次)或青霉素V,250 mg,PO,bid。	青霉素的替代品包括阿莫西林、SMZ或大环内酯类药物(比如红霉素、阿奇霉素和克拉霉素)。
复发性尿路感染	TMP-SMZ,以TMP计,每次3 mg/kg,qd,PO,或呋喃妥因1~2 mg/kg,qd,PO;使用β-内酰胺类,可能更快产生耐药性。	仅适用于Ⅲ~Ⅴ级反流或复发性发热性UTI的患者:不再推荐对Ⅰ~Ⅱ级(有些也排除了Ⅲ级)反流的患者进行预防。预防措施可以预防感染,但可能不能防止瘢痕形成。对于未采取预防措施的儿童,建议早期治疗新的感染。 每一种抗生素都产生耐药性;遵循每个患者的耐药性模式。
耶氏肺孢子虫(旧称卡氏肺孢子虫)	非HIV感染方案[干细胞移植、实体器官移植、许多恶性肿瘤和T细胞免疫缺陷(先天性或继发治疗)]。预防的持续时间取决于潜伏情况。	吸入戊烷脒仅适用于不能耐受上述方案的患者。

(续表11.3)

预防类别	治疗	备注
	TMP-SMZ,以 TMP 计,5~10 mg/(kg·d),分 2 次服用,q12 h 或 qd 或每周 2~3 次,连续或隔日;或 TMP-SMZ,以 TMP 计,5~10 mg/(kg·d),每日单次服用,每周连续 3 日(规律的每周 1 次也可)。或氨苯砜 2 mg/kg(最大剂量 100 mg),qd,PO,或 4 mg/kg(最大剂量 200 mg)每周 1 次。或阿托伐醌:1~3 月龄婴儿 30 mg/(kg·d);4~24 月龄儿童 45 mg/(kg·d);≥24 月龄儿童 30 mg/(kg·d)。	

表11.4 预防潜伏性和无症状感染病症加重的抗感染用药

预防大类	预防类别	治疗	备注
单纯疱疹病毒	新生儿:继发症状性疾病,防止复发	阿昔洛韦,每剂 300 mg/m^2,tid,PO,6 个月,停止静脉注射阿昔洛韦治疗急性疾病。	在第 2 周和第 4 周随访绝对中性粒细胞计数,然后每月复查 1 次。口服阿昔洛韦不适用于病毒暴露,接触后需要静脉注射阿昔洛韦来预防感染的患者。
	其他健康儿童的角膜炎(眼部)	频繁复发(无儿童数据):阿昔洛韦,PO,bid,≥1 年,每次 20 mg/kg(最大剂量 400 mg)。	基于成年人的数据。一些儿童可能需要增加药物剂量,以防止复发。检查那些在接受治疗期间复发患者的阿昔洛韦耐药性。抑制治疗通常需要多年。注意抑制治疗结束时是否出现严重复发。

(续表 11.4)

预防大类	预防类别	治疗（证据等级）	备注
	结核病[潜伏性结核感染（无症状，真实感染），以皮肤试验阳性或 IGRA 为定义，没有活动性疾病的临床或放射学证据]	利福平，每次 15~20 mg/kg,qd（最大剂量 600 mg），持续 4 个月；或对于儿童≥2 岁，每周 1 次，持续 12 周，使用异烟肼，每次 15 mg/kg（最大剂量 900 mg），以及利福喷丁:10.0~14.0 kg,300 mg;14.1~25.0 kg,450 mg;25.1~32.0 kg,600 mg;32.1~49.9 kg,750 mg;≥50.0 kg,最大剂量 900 mg。	替代方案：异烟肼 10~15 mg/kg,PO,qd 和利福平每次 15~20 mg/kg（最大剂量 600 mg),qd,3 个月，或异烟肼 10~15 mg/kg,qd,9 个月（≥12 月龄免疫缺陷儿童），或 INH 每次 20~30 mg/kg,每周 2 次,9 个月。接触耐药菌株，应咨询结核病专家。

表 11.5　围手术期预防用药

系统或部位	手术或操作	推荐药物	术前剂量	延长手术时间的术中再给药间隔（小时）
心血管系统	心脏:表皮葡萄球菌、金黄色葡萄球菌、棒状杆菌等	头孢唑林	30 mg/kg	4
		万古霉素,如果 MRSA 可能	15 mg/kg	8
		氨苄西林舒巴坦,如果考虑肠道革兰阴性杆菌	氨苄西林 50 mg/kg	3
	CPB	头孢唑林	30 mg/kg	15 mg/kg 于 CPB 开始时和复温时给予,术后 8 小时开始给予 30 mg/kg
	血管:表皮葡萄球菌、金黄色葡萄球菌、棒状杆菌、革兰阴性肠杆菌,特别是在腹股沟手术中	头孢唑林	30 mg/kg	4
		万古霉素,如果 MRSA 可能	15 mg/kg	8

(续表 11.5)

系统或部位	手术或操作	推荐药物	术前剂量	延长手术时间的术中再给药间隔（小时）
胸（非心脏）	肺叶切除术、视频辅助胸腔镜手术、开胸术（但对于气胸的单纯胸管放置，不需要任何预防措施）	头孢唑林	30 mg/kg	4
		氨苄西林舒巴坦，如果考虑肠道革兰阴性杆菌	氨苄西林 50 mg/kg	3
		万古霉素或克林霉素，如果药物过敏或 MRSA 可能	万古霉素 15 mg/kg	8
			克林霉素 10 mg/kg	6
胃肠道	胃十二指肠：肠道革兰阴性杆菌、呼吸道革兰阳性球菌	头孢唑林	30 mg/kg	4
	胆道手术，开放性：肠道革兰阴性杆菌、肠球菌、梭状芽孢杆菌	头孢唑林	30 mg/kg	4
		头孢西丁	40 mg/kg	2
	阑尾切除术，无穿孔：如果阑尾完好，术后不需要预防	头孢西丁	40 mg/kg	2
		头孢唑林和甲硝唑	头孢唑林 30 mg/kg，甲硝唑 10 mg/kg	4（头孢唑林）8（甲硝唑）
	并发阑尾炎或其他结直肠内脏破裂：肠道革兰阴性杆菌、肠球菌、厌氧菌。对于复杂的阑尾炎，提供抗生素来治疗持续性感染，而不是预防。	头孢唑林和甲硝唑	头孢唑林 30 mg/kg，甲硝唑 10 mg/kg	4（头孢唑林）8（甲硝唑）
		头孢西丁	40 mg/kg	2
		头孢曲松和甲硝唑	头孢曲松 50 mg/kg，甲硝唑 10 mg/kg	12（头孢曲松）8（甲硝唑）

(续表 11.5)

系统或部位	手术或操作	推荐药物	术前剂量	延长手术时间的术中再给药间隔（小时）
		厄他培南	3 月龄至 12 岁儿童为 15 mg/kg（最大剂量 500 mg）；≥13 岁儿童为 1 g	8
		美罗培南	20 mg/kg	4
		亚胺培南	20 mg/kg	4
泌尿生殖系统	泌尿生殖系统:膀胱镜检查(仅需要对疑似活动性 UTI 或放置异物的儿童进行预防)肠道革兰阴性杆菌、肠球菌	头孢唑林	30 mg/kg	4
		TMP-SMZ(如果局部耐药性较低)。如果已知对头孢唑林、TMP-SMZ 耐药，则选择第二代（头孢呋辛）或第三代头孢菌素或氟喹诺酮(环丙沙星)	以 TMP 计：4~5 mg/kg	无
	开放或腹腔镜手术:肠道革兰阴性杆菌、肠球菌	头孢唑林	30 mg/kg	4
头颈部手术	切开呼吸道黏膜:厌氧菌、肠道革兰阴性杆菌、金黄色葡萄球菌	克林霉素	10 mg/kg	6
		头孢唑林和甲硝唑	头孢唑林 30 mg/kg,甲硝唑 10 mg/kg	4（头孢唑林）8（甲硝唑）
		氨苄西林舒巴坦,如果考虑肠道革兰阴性杆菌	50 mg/kg 氨苄西林	3

(续表 11.5)

系统或部位	手术或操作	推荐药物	术前剂量	延长手术时间的术中再给药间隔（小时）
神经外科	开颅,脑室分流器放置:表皮葡萄球菌、金黄色葡萄球菌	头孢唑林	30 mg/kg	4
		万古霉素,如果 MRSA 可能	15 mg/kg	8
骨科	骨折内固定,脊柱棒放置,假体关节:表皮葡萄球菌、金黄色葡萄球菌	头孢唑林	30 mg/kg	4
		万古霉素,如果 MRSA 可能	15 mg/kg	8
创伤	种类异常多样;没有儿童的前瞻性比较资料;药物应覆盖皮肤菌群(表皮葡萄球菌、金黄色葡萄球菌)以及根据创伤暴露,可能包括肠道革兰阴性杆菌、厌氧菌(包括梭状芽孢杆菌)和真菌。伤口探查时的培养是治疗伤口中潜在病原体的关键。	头孢唑林(用于皮肤)	30 mg/kg	4
		万古霉素(用于皮肤),如果 MRSA 可能	15 mg/kg	8
		美罗培南或亚胺培南(用于厌氧菌,包括梭状芽孢杆菌和非发酵革兰阴性杆菌)	均为 20 mg/kg	4
		庆大霉素和甲硝唑(用于非发酵革兰阴性杆菌和厌氧菌,包括梭状芽孢杆菌)	庆大霉素 2.5 mg/kg, 甲硝唑 10 mg/kg	6(庆大霉素) 8(甲硝唑)
		哌拉西林他唑巴坦	100 mg/kg(以哌拉西林计算)	2

根据《抗菌药物临床应用指导原则》,对外科手术相关的伤口感染进行分类：Ⅰ类,清洁；Ⅱ类,清洁-污染；Ⅲ类,污染；Ⅳ类,污秽-感染。其他主要因素引起术后手术部位感染的风险包括手术时间(长时间操作,定义为超过75%给定手

术过程)和患者的临床并发症,由美国麻醉师协会分级Ⅲ、Ⅳ或Ⅴ(存在严重的系统性疾病,导致功能限制,危及生命,或预计阻碍手术生存)。细菌的毒力或致病性,以及伤口中存在的外来碎片,脱落的组织或手术材料,也被认为是感染的危险因素。

对于所有类别的手术预防,给药建议来自以下因素:①根据手术部位可能引发感染的病原菌来选择药物;②在开始手术前最佳时间给予药物(头孢唑林<60分钟,万古霉素和环丙沙星<60~120分钟),以便在切口时达到适当的血清和组织药物暴露;③根据该药物的标准给药频次提供额外剂量;④在手术结束时或在手术结束后不超过24小时内停止用药。在成人或儿童中,延迟关胸或关腹后的最佳预防时间尚不明确。

建议在手术前一晚用肥皂或防腐剂洗澡,术前使用75%乙醇(酒精)进行皮肤准备。

第十二章 抗感染药物的常见不良反应

抗感染药物不良反应分类和过敏抗菌药物的替换性选择用药(表12.1和表12.2)。

表12.1 抗菌药物不良反应分类

不良反应类型	机制	特征	疾病名称	抗菌药物后续使用
速发型超敏反应	Ⅰ型变态反应 IgE介导	过敏性休克 危及生命 可在接触药品后几分钟内发生 十分罕见	速发型荨麻疹 血管神经性水肿 喉头水肿或喘鸣 支气管痉挛或喘息 心肺综合征	禁用该抗菌药物
迟发型药疹	Ⅳ型 细胞介导	非过敏性 不危及生命 通常在接触药品数日后发生 很常见	迟发型斑丘疹 迟发型荨麻疹	可以考虑使用该抗菌药物
皮肤严重不良反应	Ⅳ型 T细胞介导	严重迟发型超敏反应 可能危及生命 罕见	Stevens-Johnson综合征或中毒性表皮坏死松解症(SJS或TEN) 伴嗜酸性粒细胞增多与全身症状的药物反应(DRESS) 急性泛发性发疹性脓疱病(AGEP)	禁用该抗菌药物

(续表 12.1)

不良反应类型	机制	特征	疾病名称	抗菌药物后续使用
血清病	Ⅲ型 免疫复合物介导 （药物-抗体复合物）	接触后1~3周出现延迟反应 如果存在预先形成的抗体，可能更早发生 不常见	典型症状：发热、皮疹、多关节痛或多关节炎 也可能有荨麻疹和淋巴结病	禁用该抗菌药物
非免疫药物反应	对药物的非过敏性反应	药物不耐受 假性过敏反应 不需要事先致敏 常见，经常被误认为过敏	药物不耐受：胃肠道症状、头痛 假性变态反应：万古霉素引起红人综合征	通过使用预防或管理策略 可以考虑使用该抗菌药物

表 12.2　过敏抗菌药物的替换性选择用药

感染类型（过敏药物）	替代性药物
急性中耳炎 （阿莫西林过敏）	第三代头孢菌素（IV：头孢曲松、头孢噻肟。PO：头孢地尼、头孢克肟、头孢泊肟） 阿奇霉素（需注意肺炎链球菌对大环内酯类的耐药率较高） 克林霉素（需注意不覆盖流感嗜血杆菌） 左氧氟沙星
链球菌咽炎 （青霉素或阿莫西林过敏）	大环内酯类（阿奇霉素、红霉素） 克林霉素 头孢菌素类 注意：不是 TMP-SMZ（不能可靠地预防风湿热）

(续表 12.2)

感染类型（过敏药物）	替代性药物
社区获得性肺炎 （阿莫西林或氨苄西林过敏）	对肺炎链球菌有活性的头孢菌素 （静脉用药：头孢曲松、头孢噻肟、头孢洛林。口服：头孢地尼、头孢克肟、头孢泊肟） 万古霉素，静脉用药 左氧氟沙星，静脉用药或口服 利奈唑胺，静脉用药或口服
非典型性肺炎 （大环内酯类过敏）	多西环素，静脉用药或口服 左氧氟沙星，静脉用药或口服
皮肤和软组织或骨关节感染 （由金黄色葡萄球菌或链球菌引起，各种过敏）	耐青霉素酶的青霉素类（静脉用药：苯唑西林、萘夫西林。口服：双氯西林） 第一代头孢菌素（静脉用药：头孢唑林。口服：头孢氨苄） 头孢洛林，静脉用药（覆盖 MRSA） 克林霉素，静脉用药或口服 TMP-SMZ（皮肤），静脉用药或口服 利奈唑胺，静脉用药或口服 万古霉素，静脉用药 达托霉素，静脉用药 注意：选择时，考虑 MRSA 的覆盖范围

第十三章 抗感染药物临床应用药物相互作用

常见抗感染药物相互作用(表 13.1)。

表 13.1 常见抗感染药物相互作用

抗感染药物	其他药物	对浓度的影响	处理建议
阿巴卡韦	美沙酮	美沙酮浓度降低	监测,调整剂量
金刚烷胺	75%乙醇	中枢效应增强	监测
	抗胆碱能药物	抗胆碱能效果增强	监测
	地高辛	地高辛浓度升高	监测,调整剂量
氨基糖苷类(胃肠外给药)	两性霉素 B(脱氧胆酸盐、脂质制剂)	肾毒性增强	避免联合使用
	顺铂	肾毒性和耳毒性增强	避免联合使用
	环孢霉素	肾毒性增强	避免联合使用
	袢利尿剂	耳毒性增强	监测
	神经肌肉阻滞剂	呼吸暂停或呼吸麻痹作用增强	监测
	非甾体抗炎药	肾毒性增强	监测
	非去极化肌松剂	引起呼吸暂停	监测
	放射影像造影剂	肾毒性增强	监测
	万古霉素	肾毒性增强	避免联合使用

（续表13.1）

抗感染药物						其他药物	对浓度的影响	处理建议
氨基糖苷类（PO，卡那霉素、新霉素）						华法林	华法林作用增强	监测INR，调整剂量
两性霉素B（脱氧胆酸盐、脂质制剂）						地高辛	若患者有低钾血症，地高辛的毒性作用增强	监测
阿莫西林、氨苄西林						别嘌醇	皮疹发生率增加	监测
唑类抗真菌药物								
氟康唑	艾沙康唑	伊曲康唑	酮康唑	泊沙康唑	伏立康唑			
×		×				阿米替林	阿米替林浓度升高	监测，调整剂量
	×					阿托伐他汀	阿托伐他汀浓度升高	监测，调整剂量
	×					曲唑酮	曲唑酮浓度降低	监测，调整剂量
×		×	×		×	钙通道拮抗剂	钙通道拮抗剂浓度升高	监测，调整剂量
	×	×	×		×	卡马西平	唑类药物浓度降低	避免联合使用
×	×	×	×	×	×	环孢菌素	环孢菌素浓度升高	监测，调整剂量
		×	×			去羟肌酐	唑类药物吸收减少	避免联合使用
	×		×			地高辛	地高辛浓度升高	监测，调整剂量

(续表 13.1)

抗感染药物						其他药物	对浓度的影响	处理建议
氟康唑	艾沙康唑	伊曲康唑	酮康唑	泊沙康唑	伏立康唑			
		×				依非韦伦	伊曲康唑浓度降低,依非韦伦浓度升高	避免联合使用
			×			依非韦伦	酮康唑浓度降低,依非韦伦浓度升高	避免联合使用
				×		依非韦伦	泊沙康唑浓度降低,依非韦伦浓度升高	避免联合使用
					×	依非韦伦	伏立康唑浓度降低,依非韦伦浓度升高	避免联合使用
		×	×	×		H_2受体阻滞剂、硫糖铝	唑类药物吸收减少	避免联合使用
×		×	×	×	×	苯妥英	苯妥英浓度升高,唑类浓度降低	监测,调整剂量
		×	×			异烟肼	唑类药物浓度降低	监测,调整剂量
	×					洛匹那韦利托那韦	唑类药物、洛匹那韦或利托那韦浓度升高	避免联合使用
		×	×	×	×	洛伐他汀、辛伐他汀	他汀类药物浓度升高	监测,调整剂量
		×	×			马拉维诺	马拉维诺浓度升高	避免联合使用
				×		美沙酮	美沙酮浓度升高	监测,调整剂量

(续表 13.1)

抗感染药物						其他药物	对浓度的影响	处理建议
氟康唑	艾沙康唑	伊曲康唑	酮康唑	泊沙康唑	伏立康唑			
				×		胃复安	泊沙康唑浓度降低(只有口服溶液数据)	监测,调整剂量
×	×	×	×	×	×	咪达唑仑、三唑仑	咪达唑仑、三唑仑浓度升高	监测,调整剂量
	×					麦考酚酯	麦考酚酯浓度升高	监测,调整剂量
×		×			×	口服降糖药	口服降糖药浓度升高	监测,调整剂量
				×	×	匹莫齐特	匹莫齐特浓度升高	避免联合使用
		×	×		×	蛋白酶抑制剂	蛋白酶抑制剂浓度升高	避免联合使用
		×	×	×		质子泵抑制剂	唑类浓度降低,质子泵抑制剂浓度升高(泊沙康唑仅有口服溶液数据)	避免联合使用
×	×			×		质子泵抑制剂	质子泵抑制剂浓度升高(泊沙康唑仅有片剂数据)	监测,调整剂量
					×	质子泵抑制剂	伏立康唑、质子泵抑制剂浓度升高	监测,调整剂量
		×				利妥昔单抗	引起利妥昔单抗的抑制作用	避免联合使用
	×			×	×	西罗莫司	西罗莫司浓度升高	避免联合使用
×	×	×	×	×	×	他克莫司	他克莫司浓度升高	避免联合使用

(续表 13.1)

抗感染药物						其他药物	对浓度的影响	处理建议
氟康唑	艾沙康唑	伊曲康唑	酮康唑	泊沙康唑	伏立康唑			
×			×			茶碱	茶碱浓度升高	监测,调整剂量
			×			曲唑酮	曲唑酮浓度升高	监测,调整剂量
×		×			×	华法林	华法林浓度升高	监测 INR,调整剂量
×						齐多夫定	齐多夫定浓度升高	避免联合使用
贝达喹啉						卡马西平	贝达喹啉浓度降低	避免联合使用
						环丙沙星	贝达喹啉浓度升高	避免联合使用
						克拉霉素	贝达喹啉浓度升高	避免联合使用
						依非韦伦	贝达喹啉浓度降低	避免联合使用
						红霉素	贝达喹啉浓度升高	避免联合使用
						伊曲韦林	贝达喹啉浓度降低	避免联合使用
						氟康唑	贝达喹啉浓度升高	避免联合使用
						酮康唑	贝达喹啉浓度升高	避免联合使用
						苯妥英	贝达喹啉浓度降低	避免联合使用
						利福布丁	贝达喹啉浓度降低	避免联合使用
						利福平	贝达喹啉浓度降低	避免联合使用
						利福喷丁	贝达喹啉浓度降低	避免联合使用
						利托那韦	贝达喹啉浓度升高	避免联合使用
						圣约翰草	贝达喹啉浓度降低	避免联合使用

(续表 13.1)

抗感染药物	其他药物	对浓度的影响	处理建议
卡泊芬净	环孢菌素	卡泊芬净浓度升高	监测
	他克莫司	他克莫司浓度降低	监测，调整剂量
	其他 CYP 诱导剂	卡泊芬净浓度升高	考虑增加卡泊芬净的剂量
头孢氨苄	二甲双胍	二甲双胍浓度升高	监测，调整剂量
氯霉素	苯妥英	苯妥英浓度升高	监测，调整剂量
	铁剂、维生素 B_{12}	铁剂和维生素 B_{12} 效果下降	监测
	蛋白酶抑制剂	氯霉素和蛋白酶抑制剂浓度升高	避免联合使用
克林霉素	白陶土	克林霉素吸收减少	避免联合使用
	阿曲库铵	神经肌肉接头阻滞作用加强	避免联合使用
	圣约翰草	克林霉素浓度降低	监测，调整剂量
环丝氨酸	乙醇	神经毒性增强	监测
	异烟肼、乙硫异烟胺	神经毒性增强	监测
氨苯砜	去羟肌苷	氨苯砜吸收减少	避免联合使用
	口服避孕药	口服避孕药效果减弱	换其他避孕方法
	乙胺嘧啶	脊髓毒性增强	监测
	齐多夫定	脊髓毒性增强	监测
达托霉素	他汀类	肌肉毒性增强	监测或避免使用

(续表 13.1)

抗感染药物	其他药物	对浓度的影响	处理建议
双氯西林	华法林	华法林浓度降低(INR 降低)	监测 INR,调整剂量
去羟肌苷	别嘌醇	去羟肌苷浓度升高	避免联合使用
	乙醇	胰腺炎的风险增加	监测
	氟喹诺酮	氟喹诺酮吸收减少	避免联合使用
	需要低 pH 才能吸收的药物	吸收减少	避免联合使用
	美沙酮	去羟肌苷浓度降低	避免联合使用
	喷他醚	胰腺炎的风险增加	监测
	利巴韦林	线粒体毒性增强	避免联合使用
	替诺福韦	去羟肌苷浓度升高	调整去羟肌苷剂量
多尼培南	丙磺舒	多尼培南浓度升高	调整剂量或避免联用
	丙戊酸	丙戊酸钠降低	避免联合使用
多西环素	铝、铋、铁、镁盐	多西环素吸收减少	避免联合使用
	巴比妥	多西环素浓度降低	避免联合使用
	卡马西平	多西环素浓度降低	避免联合使用
	地高辛	地高辛浓度升高	监测,调整剂量
	苯妥英	多西环素浓度降低	避免联合使用
	华法林	华法林浓度升高	监测 INR,调整剂量

(续表 13.1)

抗感染药物	其他药物	对浓度的影响	处理建议
恩替卡韦	克唑替尼	克唑替尼浓度升高	监测,尽量避免使用
依拉环素(eravacycline)	CYP3A4 强诱导剂	eravacycline 浓度降低	剂量增加至 1.5 mg/kg,q12 h
	华法林	INR 升高	监测 INR,调整剂量
厄他培南	丙磺舒	厄他培南浓度升高	监测或不用
	丙戊酸	丙戊酸浓度降低	避免联合使用
乙胺丁醇	铝盐	乙胺丁醇和铝盐的吸收减少	避免联合使用
非昔硝唑	酒精	引起双硫仑样反应	避免联合使用
	β受体阻滞剂	致心律失常的风险增加	禁忌
	钙通道阻滞剂	致心律失常的风险增加	禁忌
	糖皮质激素	致心律失常的风险增加	禁忌
	戒酒硫	精神错乱的风险增加	避免联合使用
	延长 QT 间期的药物	QT 间期延长	禁忌
	呋塞米	致心律失常的风险增加	禁忌
	噻嗪类利尿剂	致心律失常的风险增加	禁忌
氟氯西林	华法林	华法林浓度降低	监测 INR,调整剂量
	伏立康唑	伏立康唑浓度降低	监测,调整剂量

(续表13.1)

抗感染药物									其他药物	对浓度的影响	处理建议
氟喹诺酮类											
环丙沙星	德拉沙星	加替沙星	吉米沙星	左氧氟沙星	莫西沙星	诺氟沙星	氧氟沙星	普卢利沙星			
×	×								制酸剂	氟喹诺酮浓度降低	2小时前或4小时后服用氟喹诺酮
								×	制酸剂	普卢利沙星浓度降低	2小时前或4小时后服用普卢利沙星
			×	×		×	×		制酸剂	氟喹诺酮浓度降低	间隔2~3小时服用
		×							制酸剂	加替沙星浓度降低	间隔4小时服用
					×				制酸剂	莫西沙星浓度降低	4小时前或8小时后服用莫西沙星
×		×		×	×	×			抗心律失常药（ⅠA类/Ⅲ类）	QT间期延长	避免联合使用
×						×			咖啡因	咖啡因浓度升高	监测，调整剂量
×									钙片	环丙沙星浓度降低	2小时前或6小时后服用环丙沙星
			×	×		×	×		钙片	氟喹诺酮浓度降低	间隔2~3小时服用
					×				钙片	莫西沙星浓度降低	4小时前或8小时后服用莫西沙星

(续表13.1)

抗感染药物									其他药物	对浓度的影响	处理建议
氟喹诺酮类											
环丙沙星	德拉沙星	加替沙星	吉米沙星	左氧氟沙星	莫西沙星	诺氟沙星	氧氟沙星	普卢利沙星			
								×	钙片	普卢利沙星浓度降低	2小时前或4小时后服用普卢利沙星
								×	西咪替丁	普卢利沙星浓度降低	2小时前或5小时后服用普卢利沙星
×						×			氯氮平	氯氮平浓度升高	监测,调整剂量
×						×			环孢菌素	环孢菌素浓度升高	监测,调整剂量
×	×								去羟肌酐	氟喹诺酮浓度降低	2小时前或6小时后服用氟喹诺酮
		×	×			×	×		去羟肌酐	氟喹诺酮浓度降低	间隔2~3小时服用
					×				去羟肌酐	莫西沙星浓度降低	4小时前或8小时后服用莫西沙星
								×	去羟肌酐	普卢利沙星浓度降低	2小时前或4小时后服用普卢利沙星
						×			度西洛汀	度西洛汀浓度升高	监测或不用
×	×	×	×	×	×	×	×	×	胰岛素	血糖升高或降低	监测

（续表 13.1）

抗感染药物									其他药物	对浓度的影响	处理建议
氟喹诺酮类											
环丙沙星	德拉沙星	加替沙星	吉米沙星	左氧氟沙星	莫西沙星	诺氟沙星	氧氟沙星	普卢利沙星			
×	×								铁剂	氟喹诺酮浓度降低	2小时前或6小时后服用氟喹诺酮
		×	×			×	×		铁剂	氟喹诺酮浓度降低	间隔2~3小时服用
		×							铁剂	加替沙星浓度降低	间隔4小时服用
					×				铁剂	莫西沙星浓度降低	4小时前或8小时后服用莫西沙星
								×	铁剂	普卢利沙星浓度降低	2小时前或4小时后服用普卢利沙星
×									甲氨蝶呤	甲氨蝶呤浓度升高	监测或不用
								×	尼卡地平	普卢利沙星的光过敏风险增加	监测或不用
×	×	×	×		×	×		×	非甾体抗炎药	中枢神经系统刺激或癫痫的风险增加	监测或不用
×		×	×	×	×	×	×	×	口服降糖药	血糖升高或降低	监测
×									苯妥英	苯妥英浓度升高或降低	监测,调整剂量

（续表13.1）

抗感染药物									其他药物	对浓度的影响	处理建议
环丙沙星	德拉沙星	加替沙星	吉米沙星	左氧氟沙星	莫西沙星	诺氟沙星	氧氟沙星	普卢利沙星			

氟喹诺酮类

环丙沙星	德拉沙星	加替沙星	吉米沙星	左氧氟沙星	莫西沙星	诺氟沙星	氧氟沙星	普卢利沙星	其他药物	对浓度的影响	处理建议
×		×	×			×			丙磺舒	氟喹诺酮浓度升高	监测或不用
					×				利福平	莫西沙星浓度降低	监测,调整剂量
×				×					罗匹尼罗	罗匹尼罗浓度升高	监测,调整剂量
×									西地那非	西地那非浓度升高	监测
×	×								硫糖铝	氟喹诺酮浓度降低	2小时前或6小时后服用氟喹诺酮
		×	×		×	×			硫糖铝	氟喹诺酮浓度降低	间隔2~3小时服用
		×							硫糖铝	加替沙星浓度降低	间隔4小时服用
								×	硫糖铝	普卢利沙星浓度降低	2小时前或4小时后服用普卢利沙星
×				×	×		×		茶碱	茶碱浓度升高	监测或不用
×					×				替扎尼定	替扎尼定浓度升高	禁忌
×				×	×	×	×	×	华法林	华法林浓度升高,INR延长	监测INR,调整剂量
×	×								锌	氟喹诺酮浓度降低	2小时前或6小时后服用氟喹诺酮

（续表 13.1）

氟喹诺酮类

环丙沙星	德拉沙星	加替沙星	吉米沙星	左氧氟沙星	莫西沙星	诺氟沙星	氧氟沙星	普卢利沙星	其他药物	对浓度的影响	处理建议
			×	×		×	×		锌	氟喹诺酮浓度降低	间隔2~3小时服用
	×								锌	加替沙星浓度降低	间隔4小时服用
					×				锌	莫西沙星浓度降低	4小时前或8小时后服用莫西沙星
								×	锌	普卢利沙星浓度降低	2小时前或4小时后服用普卢利沙星

大环内酯类

红霉素	阿奇霉素	克拉霉素	其他药物	对浓度的影响	处理建议
×		×	阿芬太尼	阿芬太尼浓度升高	监测或不用
×		×	阿普唑仑	阿普唑仑浓度升高	监测，调整剂量
×		×	胺碘酮	胺碘酮浓度升高	监测或不用
	×		胺碘酮	QT间期延长	监测或不用
×		×	氨氯地平	氨氯地平浓度升高	监测或不用
	×		阿替沙班	阿替沙班浓度升高	监测或不用
		×	阿扎那韦	克拉霉素和阿扎那韦浓度升高	监测或不用

(续表 13.1)

抗感染药物			其他药物	对浓度的影响	处理建议
大环内酯类					
红霉素	阿奇霉素	克拉霉素			
×		×	阿托伐他汀	阿托伐他汀浓度升高	调整剂量或不用
	×		贝曲沙班	贝曲沙班浓度升高	监测或不用
×		×	溴隐亭	溴隐亭浓度升高	监测或不用
×		×	卡马西平	卡马西平浓度升高	监测,调整剂量
×		×	西洛他唑	西洛他唑浓度升高	监测或不用
×			氯氮平	氯氮平浓度升高	监测,调整剂量
×		×	秋水仙碱(肝肾功能不全)	秋水仙碱浓度升高	禁忌
×		×	秋水仙碱	秋水仙碱浓度升高	监测,调整剂量,或不用
×			糖皮质激素	糖皮质激素浓度升高	监测,调整剂量
×	×	×	环孢菌素	环孢菌素浓度升高	监测或不用
	×		达比加群	达比加群浓度升高	监测或不用
×	×	×	地高辛	地高辛浓度升高	监测,调整剂量

(续表 13.1)

抗感染药物			其他药物	对浓度的影响	处理建议
大环内酯类					
红霉素	阿奇霉素	克拉霉素			
×		×	地尔硫䓬	地尔硫䓬浓度升高	监测或不用
×		×	丙吡胺	丙吡胺浓度升高	监测或不用
×		×	多非利特	多非利特浓度升高	监测或不用
	×		多非利特	QT间期延长	监测或不用
	×		依度沙班	依度沙班浓度升高	监测或不用
		×	依非韦伦	克拉霉素和14-羟基克拉霉素浓度升高	避免联合使用
×		×	麦角碱	麦角碱浓度升高	禁忌
		×	依曲韦林	依曲韦林浓度降低	避免联合使用
	×		依维莫司	依维莫司浓度升高	监测或不用
		×	伊曲康唑	克拉霉素和伊曲康唑浓度升高	监测,调整剂量
×		×	洛伐他汀	洛伐他汀浓度升高	禁忌
		×	马拉维诺	马拉维诺浓度升高	监测,调整剂量
×		×	甲强龙	甲强龙浓度升高	监测

(续表 13.1)

抗感染药物			其他药物	对浓度的影响	处理建议
大环内酯类					
红霉素	阿奇霉素	克拉霉素			
×		×	咪达唑仑	咪达唑仑浓度升高	监测,调整剂量
		×	那格列奈	那格列奈浓度升高	监测或不用
	×		奈非那韦	阿奇霉素浓度升高	监测
		×	奈韦拉平	克拉霉素和14-羟基克拉霉素浓度升高	避免联合使用
		×	尼非地平	那非搭配浓度升高	监测或不用
		×	苯巴比妥	克拉霉素浓度降低	监测或不用
×			苯妥英	苯妥英浓度升高	监测,调整剂量
		×	比格列酮	比格列酮浓度升高	监测或不用
×		×	匹莫齐特	匹莫齐特浓度升高	禁忌
		×	普伐他汀	普伐他汀浓度升高	监测,调整剂量,或不用
×	×		普鲁卡因酰胺	QT间期延长	监测或不用
		×	喹硫平	喹硫平浓度升高	监测,调整剂量
×		×	奎尼丁	奎尼丁浓度升高	监测或不用

(续表 13.1)

抗感染药物			其他药物	对浓度的影响	处理建议
大环内酯类					
红霉素	阿奇霉素	克拉霉素			
		×	奎尼丁	QT 间期延长	监测或不用
		×	瑞格列奈	瑞格列奈浓度升高	监测或不用
×		×	利福布丁	大环内酯类浓度降低,利福布丁浓度升高	监测,调整剂量
		×	利福平	克拉霉素和 14-羟基克拉霉素浓度升高	避免联合使用
		×	利福喷丁	克拉霉素和 14-羟基克拉霉素浓度升高	避免联合使用
	×		利伐沙班	利伐沙班浓度升高	监测或不用
		×	罗格列酮	罗格列酮浓度升高	监测或不用
×		×	西地那非	西地那非浓度升高	调整剂量或不用
×		×	辛伐他汀	辛伐他汀浓度升高	禁忌
	×		西罗莫司	西罗莫司浓度升高	监测或不用
×		×	索他洛尔	QT 间期延长	监测或不用

(续表 13.1)

抗感染药物			其他药物	对浓度的影响	处理建议
大环内酯类					
红霉素	阿奇霉素	克拉霉素			
		×	圣约翰草	克拉霉素浓度降低	监测或不用
×	×	×	他克莫司	他克莫司浓度升高	监测或不用
		×	他达那非	他达那非浓度升高	调整剂量或不用
×		×	茶碱	茶碱浓度升高	监测或不用
		×	托特罗定	托特罗定浓度升高（如 $CYP2D6$ 缺乏）	监测,调整剂量
×		×	三唑仑	三唑仑浓度升高	监测,调整剂量
		×	伐地那非	伐地那非浓度升高	调整剂量或不用
×			丙戊酸	丙戊酸浓度升高	监测,调整剂量
×		×	维拉帕米	维拉帕米浓度升高	监测或不用
×		×	长春新碱	长春新碱浓度升高	避免联合使用
×		×	华法林	华法林浓度升高	监测 INR,调整剂量
		×	齐多夫定	齐多夫定浓度降低	间隔 2 小时服用
		×	唑吡坦	唑吡坦浓度升高	监测,调整剂量

(续表 13.1)

抗感染药物	其他药物	对浓度的影响	处理建议
马拉维诺	卡马西平	马拉维诺浓度降低	增加马拉维诺剂量
	克拉霉素	马拉维诺浓度升高	减少马拉维诺剂量
	伊曲康唑	马拉维诺浓度升高	减少马拉维诺剂量
	酮康唑	马拉维诺浓度升高	减少马拉维诺剂量
	奈法唑酮	马拉维诺浓度升高	减少马拉维诺剂量
	苯巴比妥	马拉维诺浓度降低	增加马拉维诺剂量
	苯妥英	马拉维诺浓度降低	增加马拉维诺剂量
	利福布丁	马拉维诺浓度降低	监测,调整剂量
	利福平	马拉维诺浓度降低	增加马拉维诺剂量
甲氟喹	β受体阻滞剂	心律失常增多	避免联合使用
	钙通道阻滞剂	心律失常增多	避免联合使用
	卤泛群	QT间期延长	避免联合使用
	蛋白酶抑制剂	甲氟喹浓度降低	避免联合使用
	奎尼丁、奎宁	心律失常增多	避免联合使用
	丙戊酸	丙戊酸浓度降低	监测,调整剂量
美罗培南	卡介苗	卡介苗效果减弱	避免联合使用
	更昔洛韦	癫痫的风险增加	监测

(续表 13.1)

抗感染药物	其他药物	对浓度的影响	处理建议
	丙磺舒	美罗培南浓度升高	监测,调整剂量
	丙戊酸	丙戊酸浓度降低	避免联合使用
孟德立胺	使尿液 pH 升高的药物	抗菌效果减弱	酸化尿液
甲硝唑	乙醇	引起双硫仑样反应	避免联合使用
	白消安	白消安浓度升高	避免联合使用
	氯磺丙脲	低血糖风险增加	监测,尽可能避免联合使用
	戒酒硫	引起急性中毒性精神错乱	监测,尽可能避免联合使用
	格列美脲	低血糖风险增加	监测,尽可能避免联合使用
	格列吡嗪	低血糖风险增加	监测,尽可能避免联合使用
	格列本脲	低血糖风险增加	监测,尽可能避免联合使用
	锂剂	锂浓度升高	监测,调整剂量
	那格列奈	低血糖风险增加	监测,尽可能避免联合使用

(续表 13.1)

抗感染药物	其他药物	对浓度的影响	处理建议
	苯巴比妥	苯巴比妥浓度升高	监测,调整剂量
	苯妥英	苯妥英浓度升高	监测,调整剂量
	罗格列酮	低血糖风险增加	监测,尽可能避免联合使用
	甲苯磺丁脲	低血糖风险增加	监测,尽可能避免联合使用
	华法林	INR 延长	监测 INR,调整剂量
米卡芬净	伊曲康唑	伊曲康唑浓度升高	监测,调整剂量
	尼非地平	尼非地平浓度升高	监测,调整剂量
	西罗莫司	西罗莫司浓度升高	监测,调整剂量
奈夫西林	华法林	华法林浓度降低(INR 缩短)	监测 INR,调整剂量
呋喃妥因	制酸药	呋喃妥因浓度降低	监测,调整剂量
奥马环素(omadacycline)	制酸剂(铝、镁、钙、铋盐)	Omadacycline 浓度降低	间隔 4 小时服用
	铁剂	Omadacycline 浓度降低	间隔 4 小时服用
	维拉帕米	Omadacycline 浓度降低	监测
	华法林	INR 延长	监测 INR,调整剂量

(续表 13.1)

抗感染药物	其他药物	对浓度的影响	处理建议
奥利万星	华法林	华法林浓度升高	监测 INR，调整剂量
喷他咪（静脉）	两性霉素 B	肾毒性风险增加	监测
匹美西林	丙磺舒	美西林浓度升高	监测，调整剂量
	丙戊酸	增强肉碱消耗	避免联合使用
哌拉西林他唑巴坦	甲氨蝶呤	甲氨蝶呤浓度升高	监测或不用
多黏菌素 B	箭毒	神经肌肉阻断作用	避免联合使用
	氨基糖苷类、两性霉素 B、万古霉素	肾毒性风险增加	避免联合使用
多黏菌素 E（黏菌素）	箭毒	神经肌肉阻断作用	避免联合使用
	氨基糖苷类、两性霉素 B、万古霉素	肾毒性风险增加	避免联合使用
普瑞玛尼（pretomanid）	依非韦伦	Pretomanid 浓度降低	避免联合使用
	甲氨蝶呤	甲氨蝶呤浓度升高	监测，调整剂量
	利福平	Pretomanid 浓度降低	避免联合使用
伯氨喹	能引起 G-6-PD 缺乏者溶血的药物	溶血风险增加	监测

(续表 13.1)

抗感染药物	其他药物	对浓度的影响	处理建议
普那霉素	环孢菌素	环孢菌素浓度升高	监测,调整剂量
	他克莫司	他克莫司浓度升高	监测,调整剂量
乙胺嘧啶	劳拉西泮	肝毒性风险增加	监测
	TMP-SMZ	骨髓抑制风险增加	监测
	齐多夫定	骨髓抑制风险增加	监测
奎宁	地高辛	地高辛浓度升高	监测,调整剂量
	甲氟喹	心律失常风险增加	监测
	华法林	华法林浓度升高	监测 INR,调整剂量
奎奴普丁-达福普丁	钙通道阻滞剂	钙通道阻滞剂浓度升高	监测,调整剂量
	卡马西平	卡马西平浓度升高	监测,调整剂量
	环孢菌素	环孢菌素浓度升高	监测,调整剂量
	地西泮	地西泮浓度升高	监测,调整剂量
	多西他赛	多西他赛浓度升高	避免联合使用
	利多卡因	利多卡因浓度升高	监测,调整剂量
	甲强龙	甲强龙浓度升高	监测,调整剂量

(续表 13.1)

抗感染药物	其他药物	对浓度的影响	处理建议
	咪达唑仑	咪达唑仑浓度升高	监测,调整剂量
	紫杉醇	紫杉醇浓度升高	避免联合使用
	经CYP3A4代谢的他汀类药物	他汀类药物浓度升高	监测,调整剂量
	他克莫司	他克莫司浓度升高	监测,调整剂量
	长春新碱	长春新碱浓度升高	避免联合使用
利巴韦林	去羟肌酐	去羟肌酐浓度升高	避免联合使用
	司他夫定	司他夫定浓度降低	避免联合使用
	齐多夫定	齐多夫定浓度降低	避免联合使用
特考瑞韦	咪达唑仑	咪达唑仑浓度降低	监测,调整剂量
	瑞格列奈	瑞格列奈浓度升高	监测血糖
沙瑞环素(sarecycline)	制酸剂(铝、钙、镁)	Sarecycline浓度降低	分开给药
	次水杨酸铋	Sarecycline浓度降低	分开给药
	地高辛	地高辛浓度升高	监测,调整剂量
	铁剂	Sarecycline浓度降低	分开给药

(续表 13.1)

抗感染药物	其他药物	对浓度的影响	处理建议
他非诺喹(tafenoquine)	青霉素	青霉素杀菌活性降低	避免联合使用
	维甲酸	颅内压升高	避免联合使用
	华法林	INR 延长	监测 INR, 调整剂量
	多非利特	多非利特浓度升高	监测, 调整剂量
	二甲双胍	二甲双胍浓度升高	监测, 调整剂量
泰利霉素	卡马西平	泰利霉素浓度降低	调整剂量或不用
	地高辛	地高辛浓度升高	监测, 调整剂量
	麦角碱	麦角碱浓度升高	避免联合使用
	伊曲康唑、酮康唑	泰利霉素浓度升高	调整剂量或不用
	美托洛尔	美托洛尔浓度升高	监测, 调整剂量
	咪达唑仑	咪达唑仑浓度升高	监测, 调整剂量
	华法林	华法林浓度升高	监测 INR, 调整剂量
	苯巴比妥、苯妥英	泰利霉素浓度降低	调整剂量或不用
	匹莫齐特	匹莫齐特浓度升高	调整剂量或不用
	辛伐他汀	辛伐他汀浓度升高	监测, 调整剂量
	索他洛尔	索他洛尔浓度降低	监测, 调整剂量
	茶碱	茶碱浓度升高	监测, 调整剂量

(续表13.1)

抗感染药物	其他药物	对浓度的影响	处理建议
富马酸丙酚替诺福韦(TAF)	卡马西平	TAF浓度降低	TAF剂量增至50 mg, qd(治疗乙型肝炎)
	奥卡西平	TAF浓度降低	避免联合使用
	苯巴比妥	TAF浓度降低	避免联合使用
	苯妥英	TAF浓度降低	避免联合使用
	利福布丁	TAF浓度降低	避免联合使用
	利福平	TAF浓度降低	避免联合使用
	利福喷丁	TAF浓度降低	避免联合使用
	圣约翰草	TAF浓度降低	避免联合使用
特比萘芬	西咪替丁	特比萘芬浓度升高	调整剂量或不用
	苯巴比妥	特比萘芬浓度降低	调整剂量或不用
替加环素	地高辛	地高辛浓度降低	监测,调整剂量
	口服避孕药	口服避孕药浓度降低	使用其他方法
	华法林	华法林浓度升高	监测INR,调整剂量
四环素	阿托伐醌	阿托伐醌浓度降低	调整剂量或不用
	地高辛	地高辛浓度升高	监测,调整剂量

(续表 13.1)

抗感染药物	其他药物	对浓度的影响	处理建议
	甲氧氟烷	甲氧氟烷浓度升高	监测,调整剂量
	硫糖铝	四环素吸收减少	间隔 2 小时以上服用
替硝唑	乙醇	引起双硫仑样反应	监测
	唑类抗真菌药物	替硝唑浓度升高	监测,调整剂量
甲氧苄啶	ACE 抑制剂	血钾升高	避免联合使用
	金刚烷胺	金刚烷胺浓度升高	监测,调整剂量
	氨苯砜	甲氧苄啶和氨苯砜浓度升高	监测,调整剂量
	拉米夫定	拉米夫定浓度升高	监测(无须调整)
	甲氨蝶呤	甲氨蝶呤浓度升高	监测,调整剂量
	苯妥英	苯妥英浓度升高	监测,调整剂量
	保钾利尿剂	血钾升高	监测
	普鲁卡因酰胺	普鲁卡因酰胺、NAPA 浓度升高	监测,调整剂量
	瑞格列奈	瑞格列奈浓度升高	监测血糖
甲氧苄啶-磺胺甲基异噁唑(TMP-SMZ)	6-巯基嘌呤	6-巯基嘌呤浓度降低	监测,调整剂量
	ACE 抑制剂	血钾升高	监测

(续表 13.1)

抗感染药物	其他药物	对浓度的影响	处理建议
	金刚烷胺	金刚烷胺浓度升高	监测,调整剂量
	环孢菌素	环孢菌素浓度降低	监测,调整剂量
	洛哌丁胺	洛哌丁胺浓度升高	监测,调整剂量
	甲氨蝶呤	甲氨蝶呤浓度升高	监测,调整剂量
	口服避孕药	口服避孕药浓度降低	使用其他方法
	苯妥英	苯妥英浓度升高	监测,调整剂量
	匹莫齐特	匹莫齐特浓度降低	监测,调整剂量
	安体舒通	血钾升高	监测
	磺酰脲类	磺酰脲类浓度升高	监测血糖
	华法林	华法林浓度升高	监测 INR,调整剂量
齐多夫定	阿托伐醌	齐多夫定浓度升高	监测
	阿霉素	体外拮抗	避免联合使用
	氟康唑	齐多夫定浓度升高	监测
	吲哚美辛	齐多夫定毒性代谢产物浓度升高	监测
	美沙酮	齐多夫定浓度升高	监测

(续表 13.1)

抗感染药物	其他药物	对浓度的影响	处理建议
	奈非那韦	齐多夫定浓度降低	监测
	丙磺舒	齐多夫定浓度升高	监测
	利巴韦林	贫血风险增加	避免联合使用
	利福平	齐多夫定浓度降低	监测
	TMP-SMZ	齐多夫定浓度升高	监测
	丙戊酸	齐多夫定浓度升高	监测

第十四章　静脉常用抗感染药物配置浓度和给药时间

静脉常用抗感染药物配置浓度和给药时间(表 14.1)。

表 14.1　静脉常用抗感染药物配置浓度和给药时间

药物分类	药品名称	药物在溶剂中的浓度	给药时间
青霉素类	青霉素	静脉滴注时溶液浓度为 10 万~50 万 U/mL； 新生儿和婴儿建议溶液浓度为 5 万 U/mL	滴注时间为 15~60 分钟； 滴注时间为 15~30 分钟
	氨苄西林	静脉推注时浓度不应当超过 100 mg/mL； 静脉滴注时浓度不应当超过 30 mg/mL	推注时间为 3~5 分钟，每分钟不可大于 100 mg； 滴注时间为 15~30 分钟
	苯唑西林	静脉推注时浓度不应当超过 100 mg/mL； 静脉滴注时浓度不应当超过 40 mg/mL	推注时间为 10 分钟； 滴注时间为 15~30 分钟
	氯唑西林	成人:静脉推注时将 1 g 药物加入 10 mL 的灭菌注射用水或 0.9%氯化钠； 静脉滴注时溶液浓度一般为 20~40 mg/mL	推注时间一般为 5 分钟； 滴注速率应相对快速
	哌拉西林	肌肉注射时每 1 g 药物至少加入 2 mL 溶媒； 静脉推注时浓度不应当超过 200 mg/mL； 静脉滴注时浓度不应当超过 20 mg/mL	推注时间为 3~5 分钟； 滴注时间为 30~60 分钟

(续表 14.1)

药物分类	药品名称	药物在溶剂中的浓度	给药时间
头孢菌素类	头孢唑林	静脉推注时浓度不应当超过 100 mg/mL；严格限制液体量的患者使用时最高浓度为 138 mg/mL；静脉滴注时浓度不应当超过 20 mg/mL	推注时间为 3~5 分钟；滴注时间为 10~60 分钟
	头孢拉定	肌肉注射时每 500 mg 药物至少加入 2 mL 溶媒；静脉推注时浓度不应当超过 50 mg/mL；	5 分钟内注射完毕
	头孢硫脒	静脉滴注先用生理盐水或注射用水，或注射用水溶解后，再用生理盐水或 5% 葡萄糖注射液 250 mL 稀释	—
	头孢呋辛	静脉推注时浓度不应当超过 300 mg/mL，严格限制液体量的患者使用时最高浓度为 137 mg/mL；静脉滴注时浓度不应当超过 30 mg/mL	推注时间为 3~5 分钟；滴注时间为 15~30 分钟
	头孢替安	静脉注射时，一般将 1 g 本品稀释至 20 mL 后注射；静脉滴注时可将 1 g 本品加入到 100 mL 溶媒使其溶解	— 可将本品 0.25~2 g 添加到溶剂中，于 30 分钟至 2 小时内静脉滴注
	头孢噻肟	静脉推注时浓度不应当超过 100 mg/mL，严格限制液体量的患者使用时最高浓度为 150 mg/mL；静脉滴注时溶液浓度为 20~60 mg/mL	推注时间为 3~5 分钟；滴注时间为 15~30 分钟
	头孢唑肟	静脉推注时浓度为 95 mg/mL；静脉滴注时一般浓度为 1g/50mL	推注时间为 3~5 分钟；滴注时应超过 30 分钟

(续表 14.1)

药物分类	药品名称	药物在溶剂中的浓度	给药时间
	头孢他啶	静脉推注时浓度不应当超过 100 mg/mL，严格限制液体量的患者使用时最高浓度为 126 mg/mL；静脉滴注时浓度不应当超过 40 mg/mL	推注时间为 3~5 分钟；滴注时间 15~30 分钟
	头孢曲松	肌肉注射时的溶液浓度为 250 mg/mL；静脉滴注时浓度不应当超过 40 mg/mL	滴注时间为 10~30 分钟
	头孢吡肟	静脉推注时浓度不应当超过 100 mg/mL；静脉滴注时浓度不应当超过 40 mg/mL	推注时间为 3~5 分钟；滴注时间为 20~30 分钟
头霉素类	头孢西丁	静脉推注时浓度不应当超过 180 mg/mL；静脉滴注时浓度不应当超过 40 mg/mL	推注时间为 3~5 分钟；滴注时间为 10~60 分钟
碳青霉烯类	亚胺培南或西司他丁	静脉滴注时浓度不应当超过 5 mg/mL，限制液体量的患者使用时最高浓度为 7 mg/mL	≤500 mg 时，滴注时间 15~30 分钟；>500 mg 时，滴注时间 40~60 分钟
	美罗培南	静脉推注时浓度不应当超过 50 mg/mL；静脉滴注时浓度不应当超过 50 mg/mL	推注时间为 3~5 分钟；滴注时间 15~30 分钟
β-内酰胺酶抑制剂复合制剂	氨苄西林舒巴坦钠	静脉注射的溶液浓度不应当超过 45 mg/mL（氨苄西林 30 mg，舒巴坦钠 15 mg）	缓慢静脉推注为 10~15 分钟；静脉滴注时间为 15~30 分钟
	阿莫西林克拉维酸 5:1	600 mg 药物中加入 10 mL 注射用水进行静脉推注；600 mg 药物稀释到 50 mL 溶剂中进行静脉滴注	推注时间为 3~4 分钟；滴注时间为 30~40 分钟
	头孢哌酮舒巴坦钠 2:1	先用 5% 葡萄糖注射液或氯化钠注射液适量溶解，然后用同一溶剂稀释至 50~100mL，供静脉滴注	滴注时间为 30~60 分钟

(续表 14.1)

药物分类	药品名称	药物在溶剂中的浓度	给药时间
	哌拉西林他唑巴坦	静脉滴注时哌拉西林的浓度不应当超过 200 mg/mL，建议哌拉西林的浓度以 ≤20 mg/mL 为最佳	滴注时间应当超过 30 分钟
氨基糖苷类	庆大霉素	静脉滴注时浓度不应当超过 10 mg/mL	缓慢静脉滴注，时间为 30~60 分钟。同时在使用青霉素类或头孢类的情况下，两者使用时间至少间隔 60 分钟
	妥布霉素	静脉滴注时浓度不应当超过 10 mg/mL	缓慢静脉滴注，时间为 30~60 分钟。同时在使用青霉素类或头孢类的情况下，两者使用时间至少间隔 60 分钟
	阿米卡星	静脉滴注时浓度不应当超过 10 mg/mL	缓慢静脉滴注，时间至少 30 分钟。同时在使用青霉素类或头孢类的情况下，两者使用时间至少间隔 60 分钟
大环内酯类抗生素	乳糖酸红霉素	间歇静脉滴注时溶液浓度为 1~2.5 mg/mL，最高浓度为 5 mg/mL，连续静脉滴注时的浓度不要超过 1 mg/mL	间歇滴注时间为 20~60 分钟，若要减少药物心脏不良反应，静脉滴注的时间可以超过 60 分钟
	阿奇霉素	静脉滴注时溶液浓度为 1 mg/mL；静脉滴注时溶液浓度为 2 mg/mL	滴注时间为 3 小时；滴注时间不可少于 1 小时
林可霉素类	克林霉素	静脉滴注时浓度不应当超过 18 mg/mL	滴注时间至少 10~60 分钟，滴注速度必须低于 30 mg/min

(续表 14.1)

药物分类	药品名称	药物在溶剂中的浓度	给药时间
其他抗生素	环丙沙星	静脉滴注时浓度不应当超过 2 mg/mL	缓慢静脉滴注,时间应大于 60 分钟
	左氧氟沙星	静脉滴注时浓度不应当超过 5 mg/mL	缓慢静脉滴注,滴注时间在 60~90 分钟
	万古霉素	静脉滴注时浓度不应当超过 5 mg/mL;鞘内或心室内注射时应当用不含防腐剂的 NS 作为溶剂,浓度应为 2~5 mg/mL	滴注时间应当大于 60 分钟
	去甲万古霉素	0.4~0.8 g 药物至少用 200 mL 溶剂溶解稀释后使用	滴注时间宜在 1 小时以上
	利奈唑胺	静脉滴注时 2 mg/mL 的溶液无须再作进一步的稀释	滴注时间为 30~120 分钟
	多黏菌素 B	50 万 U(50 mg)溶于 300~500 mL;鞘内注射:50 万 U(50 mg)可溶于 10 mL NS	滴注时间为 60~90 分钟
	磷霉素	药物浓度不超过 40 mg/mL	缓慢静脉滴注,250~500 mL 溶液滴注时间应在 1~2 小时以上
抗真菌药物	两性霉素 B	外周静脉滴注时浓度不应超过 0.1 mg/mL;中央静脉滴注时浓度不应超过 0.5 mg/mL	滴注时间为 2~3 小时,时间范围为 1~6 小时
	两性霉素 B 脂质体	推荐的静脉输液浓度为 0.2~2 mg/mL	静脉滴注时间一般为 30~60 分钟,但剂量大于 5 mg/(kg·d)时,推荐输注时间为 2 小时
	氟康唑	静脉滴注时浓度不应当超过 2 mg/mL	滴注时间为 1~2 小时,滴注速度必须低于 200 mg/h;如果儿科患者每日使用剂量大于 6 mg/kg,建议滴注时间大于 2 小时

(续表 14.1)

药物分类	药品名称	药物在溶剂中的浓度	给药时间
	伏立康唑	静脉滴注时溶液浓度为 0.5~5 mg/mL	静脉滴注时间为 1~2 小时,滴注速度不应当超过 3 mg/(kg·d)
	泊沙康唑	静脉滴注时溶液浓度在 1~2 mg/mL	中心静脉通路给药,静脉滴注时间建议在 90 分钟以上
	艾沙康唑	静脉滴注时溶液浓度不超过 0.8 mg/mL	静脉滴注时间至少 1 小时,输液必须采用串联过滤器(孔径:0.2~1.2 μm)
	米卡芬净	静脉滴注时溶液浓度为 0.5~4 mg/mL	剂量 75 mg 或以下时,滴注时间应当超过 0.5 小时;剂量 75 mg 以上时,滴注时间应当超过 1 小时
	卡泊芬净	不可使用含有葡萄糖成分的溶剂进行稀释;静脉滴注时的最大浓度为 0.5 mg/mL	滴注时间应当超过 1 小时
抗厌氧菌药物	甲硝唑	静脉滴注时溶液浓度为 5~8 mg/mL	缓慢静脉滴注,时间为 30~60 分钟
抗病毒药物	利巴韦林	使用溶剂将药物稀释成每 1mL 含 1 mg 的溶液	缓慢静脉滴注,每次滴注应在 20 分钟以上
	阿昔洛韦	静脉滴注时浓度不应当超过 7 mg/mL;限制液体量的患者使用时最高浓度为 10 mg/mL	缓慢静脉滴注,时间至少为 1 小时
	更昔洛韦	静脉滴注时浓度不应当超过 10 mg/mL	缓慢静脉滴注,时间至少为 1 小时
	膦甲酸钠	中心静脉输注时,注射液浓度为 24 mg/mL;周围静脉输注时,药物必须稀释至 12 mg/mL 后使用	不可静脉推注。滴注速度不可大于每分钟 1 mg/kg,单次剂量 60 mg/kg,至少滴注 1 小时,较大剂量静脉滴注时间不应少于 2 小时

附　录

给药途径
IM 肌内注射,IV 静脉注射,PO 口服

给药频率
q*h 表示每*小时给药 1 次,如 q8 h,代表每 8 小时给药 1 次
qd 每日 1 次
qod 隔日 1 次
bid 每日 2 次
tid 每日 3 次
qid 每日 4 次

简称(按字母排序)
A
AAP 美国儿科学会
AASLD 美国肝病研究协会
ABLC 两性霉素 B 脂质复合物
ACE 血管紧张素转化酶
ACOG 美国妇产科医师学会
AFB 耐酸杆菌
AGEP 急性泛发性发疹性脓疱病
AHA 美国心脏协会
ALT 丙氨酸氨基转移酶
Amp-C Amp-Cβ-内酰胺酶的简称,又称头孢菌素酶
AOM 急性中耳炎
A-P 阿托伐醌-氯胍
ARF 急性风湿热
AST 天冬氨酸氨基转移酶
ASTMH 美国热带医学和卫生学会
AUC:MIC 血药浓度-时间曲线下面积与最小抑菌浓度比值

B
BSA 牛血清白蛋白

C

CA-MRSA 社区相关性耐甲氧西林金黄色葡萄球菌
CAP 社区获得性肺炎
CBA 多黏菌素 E 基质
CBC 全血细胞计数
CDC 美国疾病控制与预防中心
CF 囊性纤维化
CLD 慢性肺疾病
CMV 巨细胞病毒
CNS 中枢神经系统
COVID-19 新型冠状病毒病
CPB 体外循环
CrCl 肌酐清除率
CRO 碳青霉烯耐药革兰阴性杆菌
CRP C 反应蛋白
CRRT 连续性肾脏替代治疗
CSD 猫抓病
CSF 脑脊液
CVVH 连续性静脉-静脉血液滤过
CVVHD 连续性静脉-静脉血液透析
CVVHDF 连续性静脉-静脉血液透析滤过
CYP 诱导剂 细胞色素诱导剂

D

DAAs 直接抗病毒药物
DRESS 伴嗜酸性粒细胞增多与全身症状的药物反应
DOT 直接观察疗法

E

EBV EB 病毒
ECMO 体外膜肺氧合
ESBL 超广谱 β-内酰胺酶
ESR 红细胞沉降率
ETEC 产肠毒素性大肠埃希菌

F

FDA 美国食品药品管理局

G

GA 胎龄
GBS B 族链球菌
G-CSF 粒细胞集落刺激因子
G-6-PD 缺乏症 红细胞葡萄糖-6-磷酸脱氢酶缺乏症

H

HACEK 代表细菌群,H 代表嗜血杆菌属(haemophilus),

A 代表聚集杆菌属(actinobacillus),C 代表心杆菌属(cardiobacterium),E 代表艾肯菌属(eikenella),K 代表金氏菌属(kingella)
HAART 高效抗反转录病毒治疗
HAP 医院获得性肺炎
HBeAg 乙型肝炎 e 抗原
HBV 乙型肝炎病毒
HCV 丙型肝炎病毒
HHS 卫生与公众服务部
HIV 人类免疫缺陷病毒
HSV 单纯疱疹病毒
HZV 带状疱疹病毒

I

IDSA 美国传染性疾病协会
IFNα-2b 干扰素 α-2b
IGRA γ干扰素释放试验分析技术
INR 国际标准化比值
IVIG 静脉注射免疫球蛋白

K

KPC 肺炎克雷伯菌碳青霉烯酶

L

LactMed 药物与哺乳数据库
L-AMB 两性霉素 B 脂质体
Lemierre 综合征 颈内静脉的脓毒性血栓性静脉炎
L-MAC 鸟分枝杆菌复合群
LP 腰椎穿刺术

M

MAC 鸟型分枝杆菌复合体
MDR 多重耐药性
MF 微丝蚴
MIC 最小抑菌浓度
MIS-C 儿童多系统炎症综合征
MRSA 耐甲氧西林金黄色葡萄球菌
MRSE 耐甲氧西林表皮葡萄球菌
MSSA 甲氧西林敏感金黄色葡萄球菌
MSSE 甲氧西林敏感表皮葡萄球菌

N

NAPA N-乙酰普鲁卡因胺
NDM 新德里金属 β-内酰胺酶
NEC 新生儿坏死性小肠结肠炎
NICU 新生儿重症监护病房

NGS 二代测序技术
NRTIs 核苷类反转录酶抑制剂
NS 生理盐水

O

OXA-48 OXA-48 型碳青霉烯酶

P

Panton-Valetine 杀白细胞素
PCR 聚合酶链式反应
PCV13　13 价肺炎球菌多糖结合疫苗
PHMB 聚六亚甲基双胍盐酸盐
PIDS 儿科传染病协会
PIMS-TS 新冠暂时相关儿童炎症性多系统综合征
PIRRT 长期间歇性肾脏替代治疗
PMA 矫正胎龄
PNA 产后年龄
PPD 试验 结核菌素试验
PrEP 预防性暴露前预防
PTLD 移植后淋巴增殖性疾病

R

RAE 视黄醇活性当量

RCT 随机对照试验
RIVUR 膀胱输尿管反流的随机干预研究
RSV 呼吸道合胞病毒

S

SARS-CoV-2 新型冠状病毒
Scr 血肌酐浓度
SJS Stevens-Johnson 综合征
SMZ 磺胺甲基异噁唑
SPAG-2 小粒子气溶胶发生器模型-2
STEC 产志贺毒素的大肠埃希菌

T

TAF 富马酸丙酚替诺福韦
TB 结核病
TBW 总体重
Td 疫苗可预防破伤风和白喉
Tdap 疫苗可预防破伤风、白喉和百日咳
TDM 治疗药物监测
TEN 中毒性表皮坏死松解症
TIG 人源性破伤风免疫球蛋白
TMP 甲氧苄啶

U
UCSF 美国加利福尼亚大学旧金山分校
UTI 尿路感染

V
VDRL 性病研究实验室试验

VIM 维罗纳整合子编码的金属 β-内酰胺酶
VZV 水痘-带状疱疹病毒

W
WHO 世界卫生组织